JN109763

自宅で最期を迎えたい

~在宅医療の現場から~

栗岡 宏彰
医療法人光誠会理事長
しろばとクリニック院長

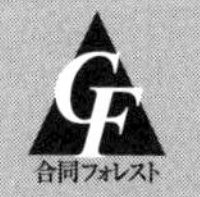

はじめに

突然ですが、あなたが本書を手に取ったのは何故ですか?

ご自身が医療・介護を必要としているのでしょうか。それともご家族でしょうか。

本書は「在宅医療って何?」という方から、すでに在宅医療サービスを受けている方まで、多くの皆さんに知っていただきたい在宅医療の先にある「在宅看取り」についての本です。

余命宣告を受けた終末期のがん患者さんには、最期まで延命治療を続ける人もいれば、抗がん剤などの体に負担のかかる治療を終了し、痛み止めや症状緩和に限って治療を行う人もいます。

積極的な延命治療を終了した人のなかに、「残された時間を自宅で過ごしたい」「自宅で最期を迎えたい」と希望され、自宅に戻られる方がいます。そうした方々のご自宅での生活を医療面で支え、最期を看取るのが、在宅訪問医です。

在宅医療で診る病(やまい)は、多岐にわたります。足が不自由などの理由で通院が困難な方をはじめ、末期がん、難病、障害を抱える方など、様々な患者さんのお宅を訪問し、診療を行っています。そうした訪問診療の先にあるのが、在宅での看取りなのです。

日本は2025年には団塊の世代が後期高齢者(75歳以上)に達し、世界に類を見ない老人大国になります。近年、日本人の約8割が病院で亡くなっていますが、病院には団塊の世代を看取れるだけのベッド数も体制もありません。そのため2040年には41万人が「死に場所難民」になるという予測もあるのです。

そうした問題の打開策として国は「住み慣れた地域で最期まで」をスローガンに、在宅医療と介護の充実を軸とした「地域包括ケアシステム」の構築を急ピッチで進めています。

つまり、在宅看取りは「未来のスタンダード」だと言えるのです。

申し遅れましたが、私は大阪から南に電車で40分ほど下った八尾市で、在宅診療と外来診療の診療所、老人ホーム2施設、訪問看護ステーション、ケアプランセンター、健診センター、在宅医療介護情報センターを運営している医療法人光誠会の院長、栗岡宏彰と申します。

私はこの地で10年間、地域の患者さんを外来診療、自宅診療、施設診療の3本軸で支えてきました。

なかでも在宅医療に関しては、現在、約150名の在宅患者を担当しており、在宅看取りの件数は年間120人に上ります。これは平均すると3日に1人を看取るペースです。常にいつ容態が変わってもおかしくない患者さんを抱えているため、私は在宅看取りをはじめてからの10年間、自らの行動範囲をクリニックから1時間圏内と決めて生活してきました。

たしかに私は、これまで一切のプライベートを切り捨てて在宅医療に向き合ってきました。けれども私はそのことを誇りに思っているわけではないのです。そうではなく、医師が個人の生活を投げ売るようなことをしなくても、日本中のクリニックの医師が「普通に」訪問診療を行い、普通に在宅での看取りができるようになれば良いと思っているのです。

本書では、そうした在宅医療の「これから」と私の取り組みについても触れています。

本書を通じて一人でも多くの方に在宅医療について知ってもらい、いざという時、自宅で最期を迎えるという選択肢を思い出していただければ幸いです。

なお、本書を執筆している2020年5月現在、世界は新型コロナウイルスの脅威に覆われています。

当医療法人グループの「しろばとメディカルケアホーム」「しろばと緩和ケアホーム」でも、スタッフの皆さんは、人混みやクラスターが発生しやすい場所を避け、職場と家を往復する生活を続けています。

しかし、こうした閉塞状況のなかで、職務をまっとうすることがスタッフに与えるストレスは計り知れません。

スタッフの皆さんに感謝するとともに、一刻も早い感染終息を願ってやみません。

2020年5月

栗岡宏彰

目次

第1章　自宅で最期を迎えるためにやるべき準備とは

第2章　人生100年時代、日本の介護はどうなるのか

第3章

知っていてほしい「在宅医療」の基本

第4章 在宅医療を支援するスタッフの役割と連携の仕組み

第5章 自宅で最期を看取れる医師を増やしたい

第6章 私の在宅医療奮闘記

第7章 理想の在宅医療環境を目指して

序　章

もはや病院は「死に場所」ではなくなった

自分の結婚式をコーディネートするように、自分の死に方をコーディネートする時代がきた

結婚式をする人は、何度も事前に打ち合わせをして、どんな式にしたいか、ウエディングドレスはどんなものがいいかということを細かく決めていきます。

同様に、成人式を迎える人のなかには、たった1度、それも数時間だけのために振袖をあつらえる人がいます。このように、私たちは人生の節目節目を大切にして、時間もお金もかけて熟考するのです。

けれども、死だけは違います。

晴れ姿にそれだけのお金も時間もかける人が、こと自分の死となると、あまりにも他人任せなのです。

「主治医の先生が○○と言ったから」というように医師や病院に全てを任せてしまう人を私は医師という立場で今まで数多く見てきました。

近頃は「終活」という言葉をよく聞くようになりましたが、どんな披露宴にしたいのか

を考えるのと同じように、自分の死に対して、どこまで治療を続けるのか、どこで、誰と最期を迎えたいのかという自分の考えを持つべきではないのかと私は思うのです。

たとえば、病院は基本的に治療をする場所ですから、当然患者さんが入院してくれば、この患者さんは治療を希望しているのだなと思いますし、それが前提となって治療方針が立てられます。

治る見込みがない人でも、治療によって延命が可能と見込めれば、できるところまで延命のための治療を続けられるのが病院という場所です。

私は最後まで治療する生き方を否定はしません。自分で選択した結果であれば、余命宣告のあとも亡くなる直前まで治療するのも選択ですし、治療をせずに緩和ケアのみにして最期の時間を使うのも選択だと思います。

ただ、そこに自分の考えがなく、ただただ病院の主治医に言われるままの治療で残りの命を費やして、いよいよお迎えだという頃になってから後悔するということだけは避けて欲しいのです。

そのためにも自分の命に限りが見えた時には、人生が終わるまでの期間をどのように生きるのかについて、自分の考えというものを持って欲しいのです。

「胃ろうをつけますか？」という医者の質問に迷わず答えられる人はいない

家族に介護が必要になった時、家族が余命宣告を受けた時、ほとんどの患者・家族は、経験したことのないことだらけのなかで、さまざまな決断を迫られることになります。ですから皆さんはとても迷われるし、いったん選択をされた後も、「これで良かったのだろうか？」という気持ちを抱え続けるのです。

介護や医療を職業にしている人でない限り、そうした状況に慣れていないのは当然のことです。ですから私は、何か大きな選択をしなければならない時には、なるべく分かりやすくそれぞれのメリット、デメリットをお話しするようにしています。

私の医療法人では「在宅医療介護情報センター」という相談窓口を設け、そうした相談に無料で応じているのですが、「迷う」ことがらは患者さんによって実に様々です。

介護を必要とする患者さんが胃ろうをするかどうかを医師に問われる、余命を告げられた患者さんが治療の継続と終了で迷う、病院で最期を迎えるか自宅に帰るかを悩むなど、患者・家族の数だけ悩みがあるのです。何を選ばれるかはそれぞれの患者・家族しだいですが、私はたとえどんな選択をされたとしても、患者さんとご家族が悩んだ末に選んだ道が、その一家にとっての正解なのだろうと思っています。けれども「知らなかった」と悔やまれることを無くすため、情報提供をしているのです。

迷った結果、自宅で医療や介護のサービスを受けながら暮らすことを選択されるご家族もいます。すると、そうした選択をされたご家族は、自分が仕事に行っている間に自宅で亡くなっていたらどうしよう、と不安に思い、介護のために仕事を辞めた方が良いのではないかと悩まれます。

介護のために仕事を辞めるというのであれば、それはその方の選択ですが、そのような方には、考え方の一つとして私の思いを伝えています。

自宅療養をされる患者さんにとって大事なのは、最期を迎えるまでの時間を自宅で過ごすことです。ご家族が仕事をしている間に何か起こったらどうしようと考える気持ちもよくわかりますが、在宅医療をするということは、そういうことだと私は思っています。

よく、自宅で介護をなさっているご家族から、「夜中に亡くなっていたらどうしたら良いのですか？」と聞かれますが、そうした質問が出るのは、亡くなる瞬間に誰かがいないといけないと考え、誰かに見守られながら逝くということにウエイトを置いているからでしょう。

もちろん、立ち会えるならその方がいいに決まっていますが、私はそれ以上に生きている間に、家に居られる環境を作ることの方が重要ではないかと思うのです。夜中に眠るように亡くなってしまった人を、とにかくすぐに発見しなければならないということではなく、たとえ朝、ご家族が起きたら冷たくなっていたというくらいでも、ご家族は十分に介護できたと思うのです。

介護や看取りに関しては、どんな選択をしても、多くの方が「これで良かったのだろうか」と思われるものです。そうしたことを大前提とした上で、すべての選択肢を示し、患者・家族が自分で選択をしていくことが大切なのです。

病院は治療をする場所、死を前提とした人が入るところではない

私は、病院は治療の場であって、加療が必要でない、死を前提とした人が死を迎えるための場所ではないと考えています。

今後日本は、団塊の世代が後期高齢者（75歳以上）になり、2030年には国民の3人に1人が高齢者という世界に類のない高齢者大国になります。もしも彼らが、このままの割合で病院で最期を迎えようとすると、41万人のものベッドが不足するとの試算もあり、こうした問題は多死社会の「死に場所不足」として大きな問題になっています（詳しいデータについては、第2章参照）。

もはや病院には日本の高齢者全員を看取れるだけのキャパシティがないのです。もしそれを続ければ、急性期治療に必要なベッドを確保できないことになってしまいます。

そうしたなかで、政府は病院に代わって老人を看取る場として施設での看取りに加え、在宅医療を後押しする政策を打ち出しています。老衰をはじめとするお年寄りの病やがんなどで余命宣告を受けた患者さんを、病院に代わってそれぞれの自宅で看取ろうと考えて

いるのです。

そもそも病院は、治療をするために機能している場所です。治療して退院を目標に必要な手当てを行い、また元の生活が送れるようするための場所であって、余命宣告された方の実態に合わせて作られた場所ではありません。

病院に面会時間の制限や食べ物の持ち込み制限、お酒を禁止するなどのルールがあるのは、生活を制限し、規則正しい生活をすることによって治療の効果を高めるためです。けれども、たとえば余命1か月の人にそうしたルールは必要でしょうか？

むしろ、会いたい人に会いたい時に会う、行きたい場所に行く、食べたいものを食べたい時に食べる、大切なペットと一緒に過ごす、といったことを求めるのが、残された時間の過ごし方として最も自然ではないでしょうか。

自宅で最期を迎えることは、家族の負担や医療面の不安などさえクリアできるならば、大多数の人が望んでいることで（厚生労働省2013年の意識調査で約70％）、望ましいことであるはずです。
本書では、病院に代わる看取りの場所として、自宅という選択肢をご紹介します。

入院がきっかけで自宅で暮らせなくなるお年寄りたち

なるべく病院に入院するべきではない人たちがいます。

それは①認知症を発症している人、②要介護2、3程度の、なんとか歩いて自分でトイレに行くことができている人です。

①の認知症を発症している人が1、2週間慣れた場所を離れ、違う環境で暮らすと、それが原因で病状が進行することが知られています。軽度の認知症の人には、退院すると入院していた1、2週間の記憶がスッポリ抜けていることがよくありますが、きっとそれは病院という場所が異次元に感じられるからだと思います。
認知症の人にとって慣れた場所から離れて生活することは、一般の人が考える以上に大きな変化となり、それが病状の悪化に直結することがあるのです。

ときどき、認知症の人で少しご飯が食べづらくなり、点滴が必要だからと安易に入院をしてしまうケースがありますが、私は認知症の人の環境をそうして容易(たやす)く変えてしまうことは避けるべきだと考えています。

本書で詳しく説明する在宅医療を活用することで、自宅で今までの暮らしを続けるなかに点滴を加えることができますし、ホームヘルパーをはじめとする介護サービスを利用することで、時間はかかっても少しずつ食べ続けることが可能かもしれないからです。

入院するべきでないもう1つのタイプは、②の要介護2、3程度の人です。

彼らは残された少ない体力、筋力を日常生活、なかでもトイレのたびに使い続けることによってなんとかその機能を維持しています。ですから入院によって1～2週間ベッドに寝たきりになったり、入院生活でオムツを着用したりすると、それまでギリギリ保たれていた体力が消えて歩けなくなってしまうのです。

要支援程度の人であれば、まだなんとか保てるかもしれませんが、そうしたギリギリのところで頑張っている人は、そうはいきません。それまで歩けた人が自力で歩行できなくなることは、生活に支障があるのはもちろんのこと、精神的な落ち込みも計り知れません。

実際、自分で歩けなくなってからガタガタと体の調子が悪くなる人は数多くいます。

ですから要介護度が進んできたお年寄りの入院は、治療するべき病とともにその人のQOL（クオリティー・オブ・ライフ：生活の質）のことを考慮し、慎重にその必要性について考えたほうが良いと思います。

実際、そうして自宅にいた人が1、2週間入院した後にいざ退院という段階になって、急激に認知症が進行したり立つこともおぼつかない状態を見て、「こんな状態では自宅で一緒に暮らせない」とおっしゃるご家族が多くいらっしゃいます。

「病院に入院させるときは、こんなことになるなんて思わなかった」とおっしゃる人も多いのですが、あとから「知らなかった」と悔やんでリハビリテーションに精を出したとしても、元通りの回復はなかなか望めません。要介護2、3の人がいったん歩けなくなったら、そのまま車椅子、もしくは寝たきりになることも多いのです。

退院の時になってご家族が「自宅で見られない」となると、さらに入院は長引き、退院調整後に施設かグループホームへ入所するという選択になってきます。

ですからお年寄りの入院に関しては、「本当に必要なのか?」を考え、入院以外の選択肢も考慮することが、ご本人のみならず、ご家族にとっても良いと思うのです。

第1章

自宅で最期を迎えるために やるべき準備とは

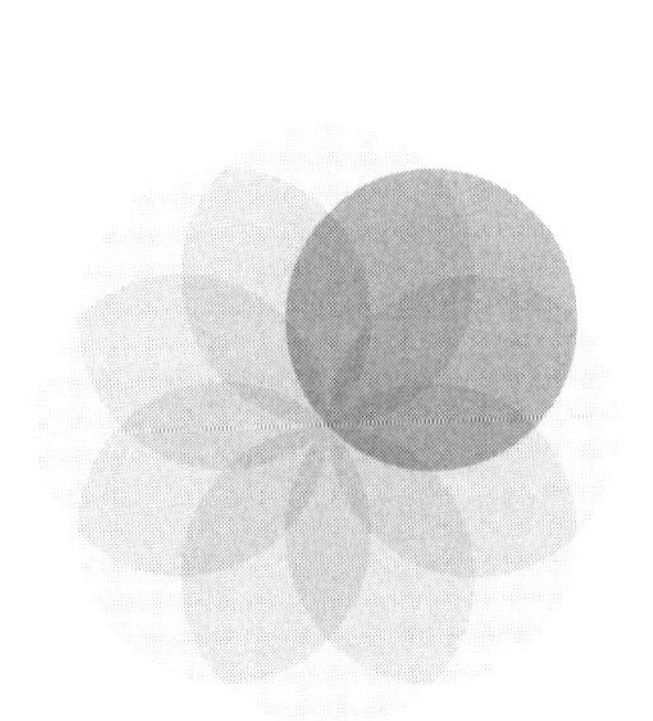

がんといつまで闘うのか？　キュアからケアへの移行

１９８１年以来、日本人の死亡原因第1位はずっと男女ともにがんで、３人に１人はがんで亡くなっています。2位とかなりの差をつけている上に、そのパーセンテージは徐々に増え、今後もがんで亡くなる方が増えることが予測されています。

がんを発症する確率が増えた背景には、医療の進歩や衣食住の環境向上によって平均寿命が延びたことが挙げられます。１９８０年までは30年連続で脳血管疾患が死因の第1位でしたし、過去１１５年を振り返ると、死因の1位が結核だった時期が39年もあったのです。つまり、結核をはじめとするかつての死因となった病で亡くなる人が減った結果だともいえます。

同時に、医療機器の進歩や、医師の診断能力の向上によって、これまでがんとわからないまま老衰その他と診断されて亡くなる方の割合が下がり、結果的にがんと診断される方が増えたとも考えられます。

図表1　日本人の死亡原因

1位	2位	3位	4位	5位
がん（悪性新生物）	心疾患	脳血管疾患	肺炎	老衰

厚生労働省　https://www.mhlw.go.jp/toukei/saikin/hw/jinkou/suii09/deth8.html

　このように今やもっともメジャーな死因となったがんですが、がんとの向き合い方に関しても、少しずつ変化してきています。

　まず、もっとも大きな変化は、がんの「告知」に関する倫理の変化です。

　今ではがんが発覚した時には本人に告知するケースが多くなっていますが、振り返ると１９８０年代には、初期がんであれば告知されることがあっても、進行がんの患者さんに告知することは、ほとんどありませんでした。医師は本人の代わりに配偶者や子どもなどに説明し、本人以外の方と相談をしながら治療方針を決定していたのです。

　そのため、本人は亡くなる直前まで他の病名を告げられるなどで、本当の体の状況を知らないまま入院・治療を続け、多くの場合そのまま亡くなっていったのです。

　それから時代が進んで90年代になると、進行がんを本人に告知する時代になりました。この背景には患者の「知る権利」が医療の現場に普及したことがあります。しかしこの頃は、病名は告げられても余命（あとどのくらい生きられるか）を告げるケースは少数でした。２００７年の厚生労働省のデータでは、がん患者の66％が病名の告知を受けている一方、余命告知率はわずか30％だったのです。

現在では病名の告知とともに、余命告知もなされるケースが増えました。その背景には、緩和ケアの認知があります。病院や医師の方針によって、「最後までがんと闘い抜く」という考えもあれば、治療を進めてきた結果、ある時点で回復が見込めないことが分かった末期がん患者さんは、積極的な治療は終了し、緩和ケアに切り替えるという考えです。

私は末期がん患者さんが治療をしないことが良いとは決して考えていませんが、この緩和ケアの考えが浸透してきたことによって、患者さんが最期の時を迎えるまでの間のＱＯＬ（生活の質）を重視するという選択肢を提示できるようになったことは非常に意味のあることだと思っています。


これまでの医療はキュア（治療）の一辺倒でした。けれども緩和ケアという視点の普及により、キュアからケアに方向転換できるようになったのです。

ケアには、介護・看護などの医療的サービスと、心理的な援助や日常生活の世話などのサービスの両方が含まれます。つまり、患者さんを治療対象の身体と見るのではなく、一人の笑ったり泣いたり悩んだりする心を持った人間として関わることができるようになったのです。

幸せな最期を自宅で迎えるために

ステージ3や4の進行がんの患者さんに対しても、次はこの抗がん剤、その効きが悪ければ別の抗がん剤というように、次から次へと放射線療法や化学療法が行われていた時代があります。

こうした傾向は、過去のことではなく、昭和40年代ごろから現在に至るまで、日本中の大病院で続けられてきたように思います。

そうした結果、医師が「そろそろお家に帰りませんか?」と伝える機会を見逃してしまうことになり、自宅に帰れない状態となったらそこの病院で入院し、とことん治療して治ったら帰れる、治らなければ病院で亡くなっていく、ということが当たり前に行われてき

図表２　死亡場所の推移

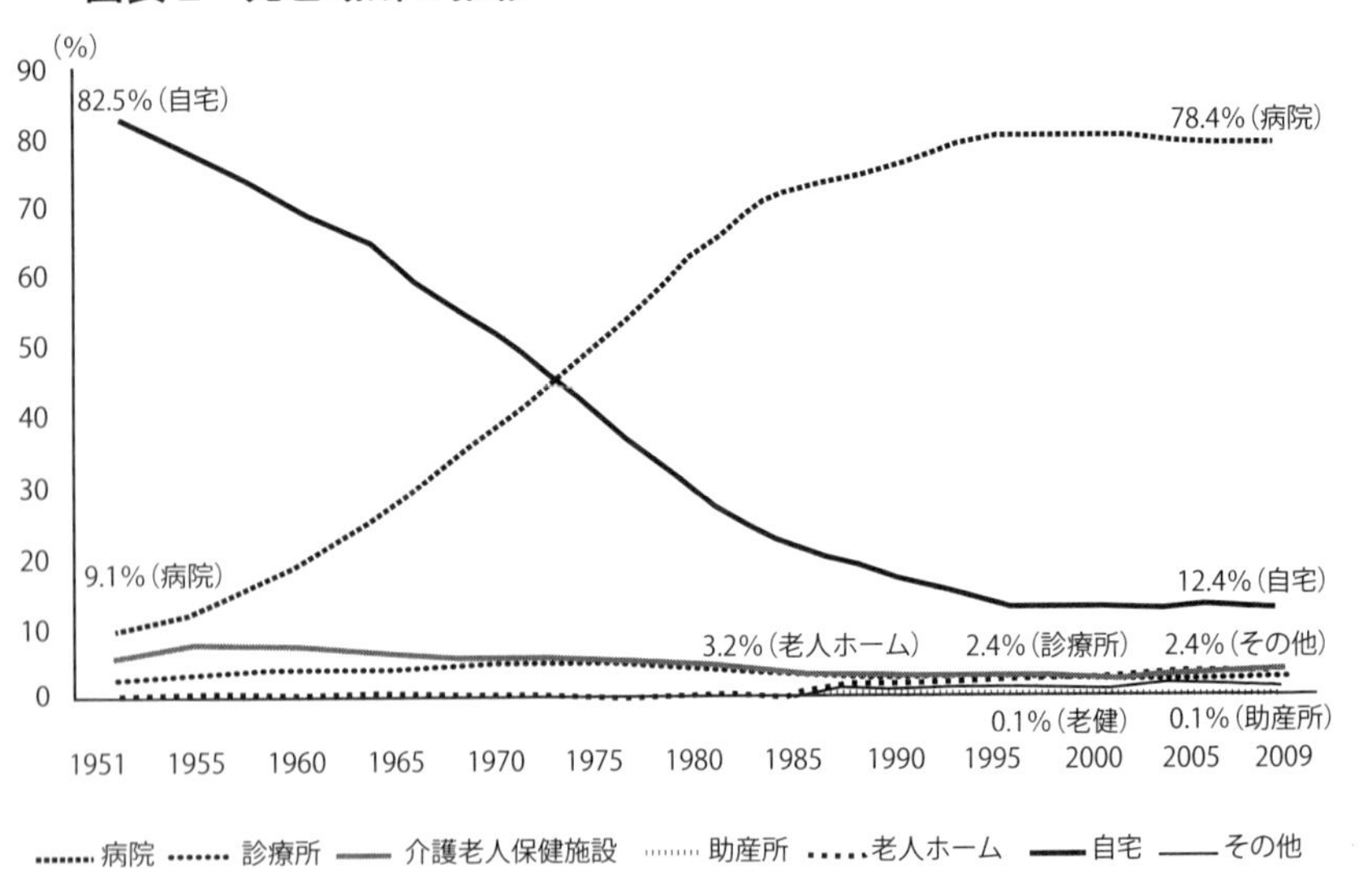

出典：2009年人口動態統計調査（厚生労働省）

たのです。

図表２のグラフは、２００９年に厚生労働省が発表した日本人の死亡場所の推移です。

病気の人は病院で亡くなるということが当たり前になり、自宅での死亡率が大きく下がっていることが見てとれます。

ケース1

余命を「知らなかった」という後悔を、誰にもして欲しくない

ある医療カンファレンスに参加した時の話です。

その医師が担当する患者さんに、中学校の女性教師がいました。その教師はがんの告知を受け、抗がん剤による治療を続けながら、元気になってもう一度教壇に立つことを夢見ていたそうです。

主治医だった先生は、彼女のがんがかなり進行していたため、内心では「長くは生きられないだろう」と思っていたといいます。ところが「治る」と信じて一生懸命治療に専念する患者さんの姿を間近に見ているうちに、余命を伝えることができなくなってしまったというのです。

カンファレンスの中で、その先生は「残念ですが、その教師は再び教壇に立つことなく亡くなられました」と明かしてくれました。

この話を聞いた時、私は自分の考え方とは違うと感じました。

「もし、この中学校教師が自身の余命を聞かされていたとしたら、命のある間に希望

通り、一度は教壇に立つことが可能だったかもしれない」との思いが募ってきたからです。

話には続きがありました。そののち、教師は、亡くなる少し前に余命を告げられました。ですが、その教師は自分ががんであることを両親に知らせていなかったのです。「両親が知ったら心配するだろう」との思いから、自分ががんであることを隠し続け、余命宣告を受け死を覚悟して、初めて両親に病名を明かしたというのです。

我が子に先立たれることは、親御さんにとって身を切られるほど辛いことでしょう。もし、娘ががんだと知っていたならば、親御さんはもっと早く娘の元に駆けつけたはずです。それが、我が子ががんであることを知らなかったために、闘病中の看護すらできなかったのです。親御さんの気持ちを考えると、胸が痛くなります。

確かに余命宣告は、される側はもちろん、する側にとっても辛いことです。それでも私は、この患者・家族に降りかかった「知らなかった」ことによる後悔を、誰にもして欲しくないのです。

病室と自宅でこんなに違う「最期のとき」

がんの種類や発症部位、転移先などによって余命は一人ひとり違います。また余命を告げられる時期も余命6か月と言われる人がいれば、3か月や1か月で告げられる人もいます。

これまで日本の医療では、最後の最後まで治療を続け、病院で亡くなるケースが多くありました。

一方、その残された時間を病院ではなく、自宅で過ごしたいと考え、自宅で過ごし、自宅で看取られる人もいます。

これが本書のテーマである、「在宅看取り」を選択した人です。

病院と、住み慣れた自宅では、過ごし方に大きな違いがあります。たとえば病院では起床時間、就寝時間が決められ、朝・昼・晩の決められた時間に決められたメニューが運ばれてきます。それを主にベッドの上で食べることになるのです。

基本的には病院内で過ごし、面会時間も決まっています。また、テレビを観るにもイヤホンをしなければならないなど、守らなければならない細かなルールもあるでしょう。そうして1日のうちの大半をベッドの上で過ごすことになるのです。

一方、自宅で過ごすのであれば、このような制限は何もありません。何時に起きようと何時に寝ようと、いつ何を食べるのも自由なのです。もちろん、いつ誰が会いにきても、どこに出かけるのも自由です。

こうした違いが生まれるのは、病院はそもそも治療現場であり、人の生活をある程度制限することで、病気を治すために最も良い療養環境を提供しているからです。

末期がん患者の場合も、罹患した臓器にもよりますし個人差もありますが、一般的にがん患者の末期に、ご飯を食べることが困難になるのは余命1か月のころからで、それまではある程度食べることができます。そうしたときに自宅で好きなもの、食べやすいものを家族と食卓を囲んで食べることは、病院で決まった時間に運ばれてくる食事を摂るのとはまったく違った生活時間と空間になるのではないでしょうか。

たとえば誤嚥性肺炎で入院した高齢者がいたとすると、病院の医師はその患者に対して絶食し、点滴を入れ、それでも治らなければ希望に応じてさらに高度な治療をしていきます。

病院では、肺炎を治療することを優先するため、食事を摂るのは二の次なのです。

点滴で全身に抗生剤を投与しますから、その治療によって誤嚥性肺炎は完治するかもしれません。けれども特に高齢者の場合、その入院してからの1～2週間の絶食期間に嚥下機能が低下し、一人で食べ物を飲み込むことができなくなってしまうこともあります。

また、これまで杖を突きながらなんとか歩いてトイレに行っていた人が、1～2週間ベッドにいたことで足腰の筋力が低下して歩けなくなったり、オムツが必要になったりすることもあるのです。

こうなると、確かに誤嚥性肺炎という病気は治ったけれど、かえって死期が早まってしまった、ということになりかねません。

このように、病院はたしかに病気を治すという意味では非常に優れた場所ですが、介護の必要な患者さんのQOLを著しく落とすケースが多い場所でもあるということを、患者さんにもご家族にも知っていただきたいと思います。

もちろん、たとえば肺炎になって治療をしたら退院できるのであれば、入院すべきです。

病院とは本来、治療によって病状が安定し、帰宅できる人が治療するための場所だからです。

一方、在宅医療だからできることがあります。

病院には医療しかありませんが、在宅には介護という生活面のサポートがあり、食事介助を上手にするヘルパーさんの支援も受けられます。例えば、すべて食べたら誤嚥するというのなら、抗生剤の点滴をしながら嚥下訓練をするということもできるのです。それでも悪くなるときは悪くなりますが、持ち直したとしたら、またその自宅で暮らし続けることができるのです。

私は病院の治療と在宅治療の最大の違いは、「明日の生活があるような治療」かどうかだと思っています。病院での治療は病気を治すことが最優先ですが、在宅医療では、患者さんが自宅での生活を続けていくための支援がその大きな役割だからです。

「余命宣告」で与えられる時間の大切さ

余命宣告を受けたとき、最後まで入院して病と闘う選択をする人がいれば、在宅医療を選択する人もいます。また、自宅に帰ってくることが難しい人は、病院内にある緩和ケア病棟・病室やホスピス、ケアホームなどで過ごす人もいます。

ところで、緩和ケアの大きな役割は、がんなどで死が迫っている患者さんやその家族の苦痛を和らげることであり、その役割の範囲は麻酔で体の痛みを和らげるといった身体的なケアから、社会的、精神的なケアに及びます。

世界的に見ると、日本は先進国の中では緩和ケアの提供体制が整っておらず、その利用者は152万人で、がん患者全体の3割にも至りません。つまり、日本にいるがん患者のうち7割の人は専門的な痛みのコントロールや社会的・精神的ケアを受けずに治療を続けていることになります。

図表３　日本の緩和ケアの提供体制

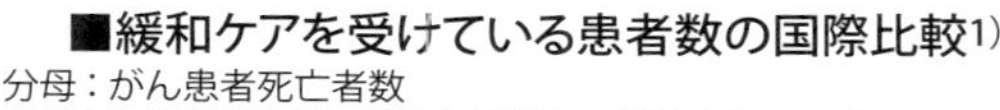

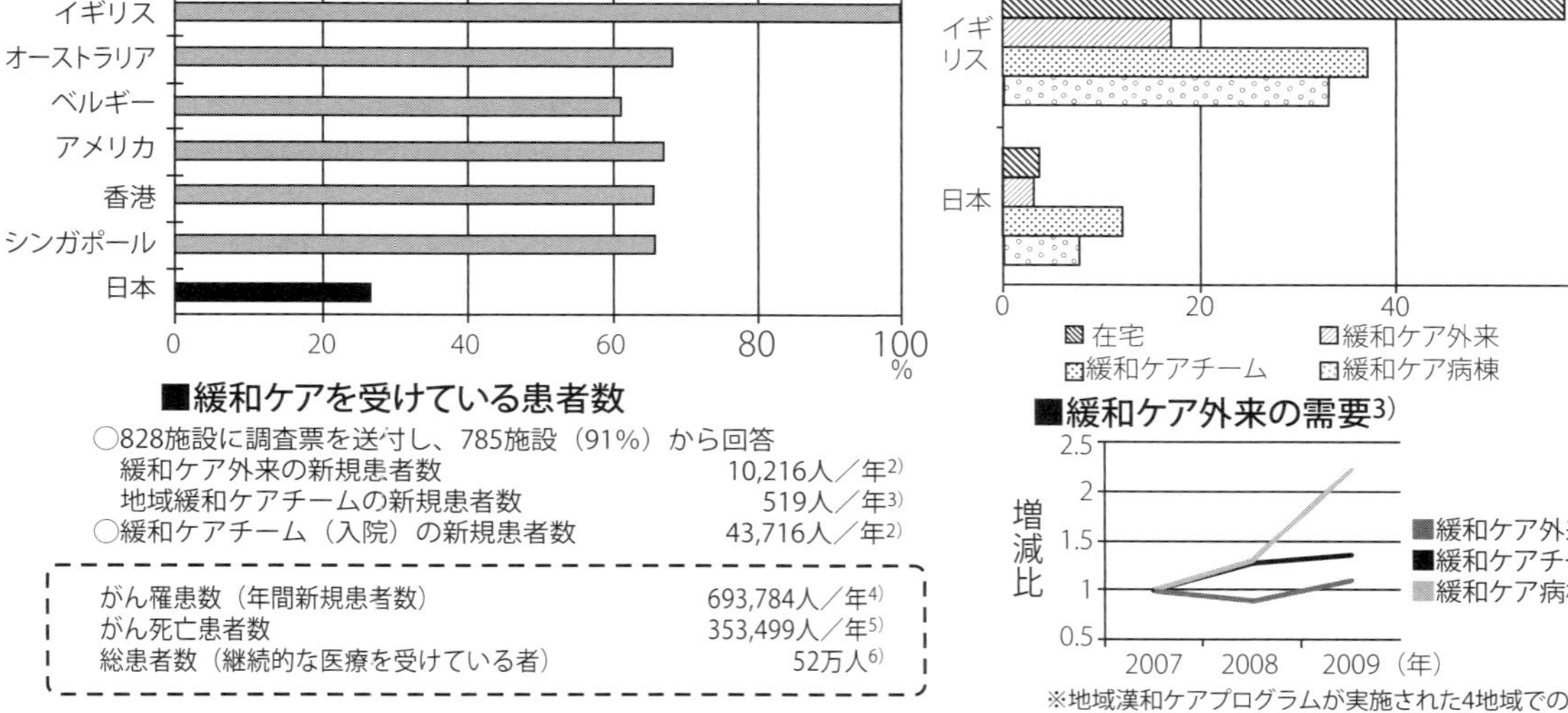

■緩和ケアを受けている患者数

○828施設に調査票を送付し、785施設（91％）から回答

緩和ケア外来の新規患者数	10,216人／年2)
地域緩和ケアチームの新規患者数	519人／年3)
○緩和ケアチーム（入院）の新規患者数	43,716人／年2)

がん罹患数（年間新規患考数）	693,784人／年4)
がん死亡患者数	353,499人／年5)
総患者数（継続的な医療を受けている者）	52万人6)

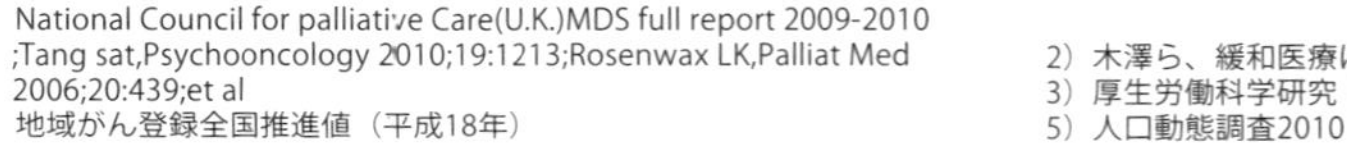

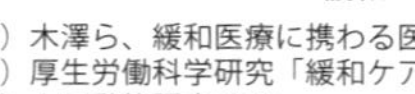

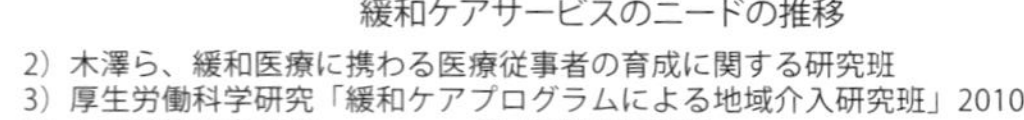

1）National Council for palliative Care(U.K.)MDS full report 2009-2010 ;Tang sat,Psychooncology 2010;19:1213;Rosenwax LK,Palliat Med 2006;20:439;et al

2）木澤ら、緩和医療に携わる医療従事者の育成に関する研究班

3）厚生労働科学研究「緩和ケアプログラムによる地域介入研究班」2010

4）地域がん登録全国推進値（平成18年）

5）人口動態調査2010

6）患者調査2008

イギリスやその他先進国で緩和ケアが広まっている背景には、ごく初期のステージのがん患者に対しても、治療と同時に緩和ケアを行っていることが図表3から読み取れます。諸外国が治療開始当初から緩和ケアを取り入れている一方で、日本では主に進行がんの患者に対してケアが行われているというのが現状です。

さて、抗がん剤や放射線治療を終了し、緩和ケアをはじめた人の多くは、いったん体調を持ち直します。薬の副作用による吐き気や痛みが減り、痛みを緩和するためのモルヒネなども投与されるからです。私が診ている在宅診療の患者さんの中にも、家族で旅行に出かけたり、会いたい人に会ったりと、最期の時間を楽しまれた人が多くいます。

また先日は、私が訪問診療を行っているある末期がんの患者さんが、生前葬を行いました。大きな会社の社長を務めた方で、ホテルの立派な宴会場に当院のスタッフも介助で同席しましたが、患者さんのこれまでを振り返り、たくさんの友人や仲間に囲まれ、素晴らしい時間だったと聞いています。

このように、在宅診療には病院のような決まりごとがなく、慣れ親しんだ自宅で自由に過ごすことができます。自宅に介護用ベッドを運び、医師、看護師による医療的ケアを行いますので、理想的とまでは言わないとしても、望む生活を実現できるのです。これが在宅診療の最大のメリットと言えるでしょう。

遡ること50年、日本の終末期医療は、残された日々を薬の副作用と戦いながら、病院のベッドの上で過ごすのが一般的でした。

その一方で、治すための治療に区切りをつけ、ホスピスや在宅診療を選択することで人生を振り返り、かみしめる時間を持つ人もいます。

医師から勧められた治療が、入院をしなければ続けられないものであったときに、「外来でできる治療をお願いします」「外来でできないのであればやめておきます」という選択肢もあって良いのではないでしょうか。

多くの人はこれまで、病にかかったら最後、医者に頭を下げるしかないと思っていたようです。けれどもあなたが希望すれば、「生き方」を自分で選べるように、「死に方」もまた選択できるのです。そして、そうした仕組みはすでにあるのです。

ご家族で過ごす大切な最期の時間を、病院の都合で奪ってはならない

その方は27歳の独身男性で、ご両親と同居していました。

その患者さんは、自身でも下血していることに以前から気が付いていました。しかし、若さゆえの恥ずかしさから、そのことを誰にも言えずにいました。

ところがある時、大量の下血があり、びっくりして両親に話し、すぐに病院を受診したところ、そこで進行した直腸がんが見つかりました。

すぐに手術で切除し、化学療法が始まりました。

化学療法に10クール取り組みましたが効果は認められず、その半年後には吻合部に再発。膀胱浸潤を認め、人工肛門を増設しました。

その後も化学療法を続け、ほぼ退院せず治療に専念されましたが、状態が改善されることはなく、感染症を合併。

今後、治療を続けてくのは難しいという主治医の話を受け、ご本人の強い希望もあり、

自宅療養することになりました。

そして退院前カンファレンスで日程を調整し、10日後に帰宅しました。

帰宅された日、私はすぐに彼の元を訪問しました。

その初回診察の際、尿道バルーンのバッグに血尿を認めました。

本人に意識はありましたが顔面蒼白で、出血によるショック状態と判断し、患者さんのご両親にその状態についてご説明しました。

ご両親は息子さんのために、他にも治療の方法があるのではないかと探し求め、4日後に先進医療をする医師が訪問することになっていると言いました。

それに対して私は、紹介状にある採血結果やたった今、診察した結果を総合すると、「息子さんはおそらく数時間後には意識を失い、亡くなる可能性が高い」と伝えました。

ご両親は「まだ何か方法があるのではないか」という心持ちだったため、とてもビックリしていました。

息子を思う親の思いが、そのような気持ちにさせていたのだと思います。

この時私は急に来た初対面の私の説明をどうしたら理解してもらえるだろうかと、必死な思いでお話をしたこと覚えています。

治療と必死に向き合ってきた家族です。なんとかして治そうという気持ちですから、親子の間で、まだまだお話しできていないことも沢山あるのだろうと思いました。

ですから私は、「まだ意識のある今のうちに、お互い話しをすることが大切です」と伝えました。

私が帰宅して5時間後、呼吸が停止したとの連絡を受けました。

私が駆けつけたとき、ご両親は落ち着いていました。

意識が無くなり呼吸が止まるまで、慌てず、ずっと抱きかかえるようにしていたそうです。

この患者さんは、帰宅から数時間後に息を引き取りましたが、入院していた病院では、本人が「帰りたい」という意思表示をされてから退院の調整に10日かかりました。

状態の安定しない患者さんを退院させるわけですから、確かに退院後に主治医に引き継ぐための準備を入念にし、安全にバトンタッチすることも病院の対応として大切だとは思いますが、こと余命いくばくもない患者さんの退院手続きに関しては、もっと素早い対応が必要だと思いました。

第2章

人生100年時代、日本の介護はどうなるのか

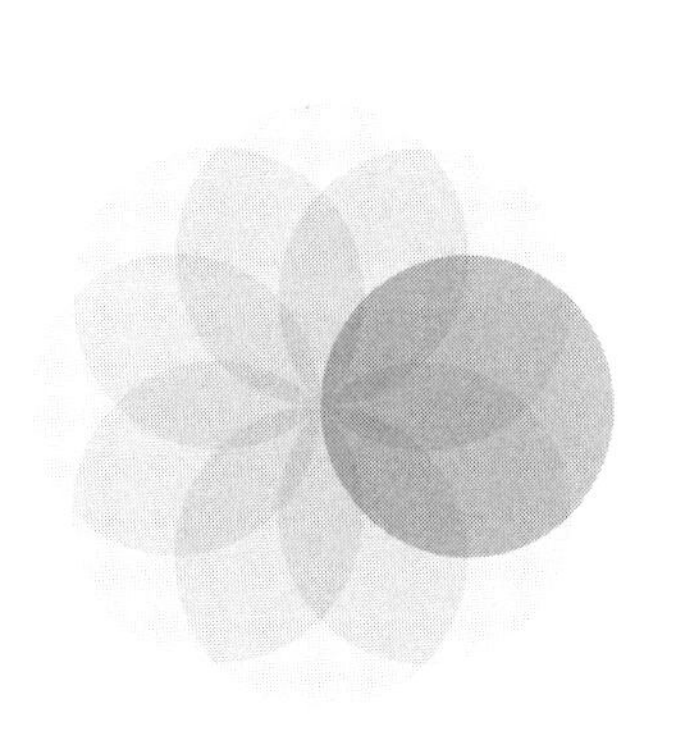

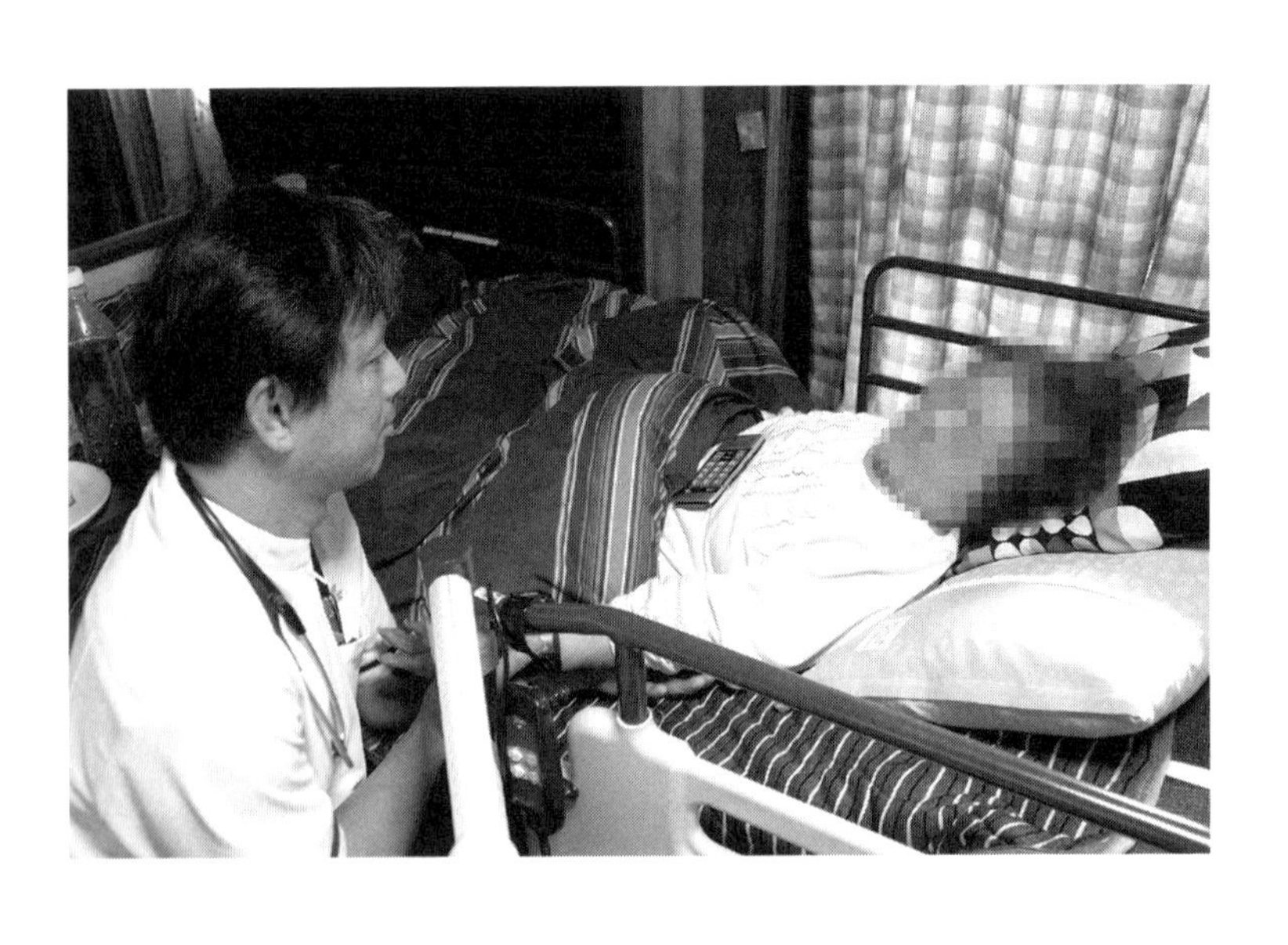

このままでは日本の医療制度は空中分解する――医療費の圧迫

メディアでもかなり大きく取り上げられている問題に、「2025年問題」があります。これは団塊の世代が2025年ごろまでに後期高齢者（75歳以上）に達することによる、介護費や医療費などの社会保障費の急増が懸念される問題のことです（図表4）。

つまり、第一次ベビーブームの、50人以上の学級体制で育った方々が、一斉に介護が必要とされる年齢に達するのです。

さらに近年では「2030年問題」も叫ば

図表４　世代別に見た高齢者人口の推移

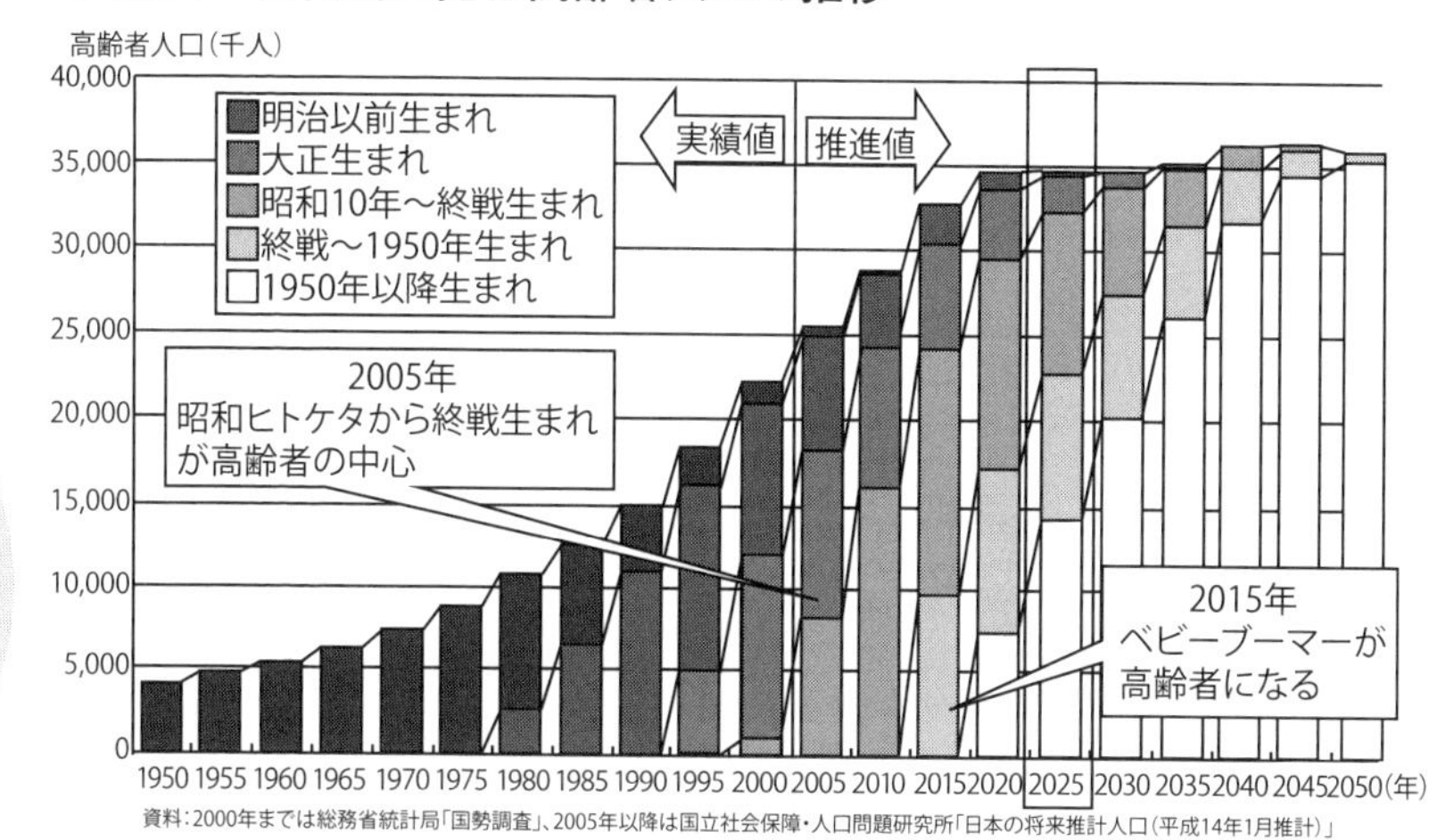

資料：2000年までは総務省統計局「国勢調査」、2005年以降は国立社会保障・人口問題研究所「日本の将来推計人口（平成14年1月推計）」

図表５　日本の将来推計人口

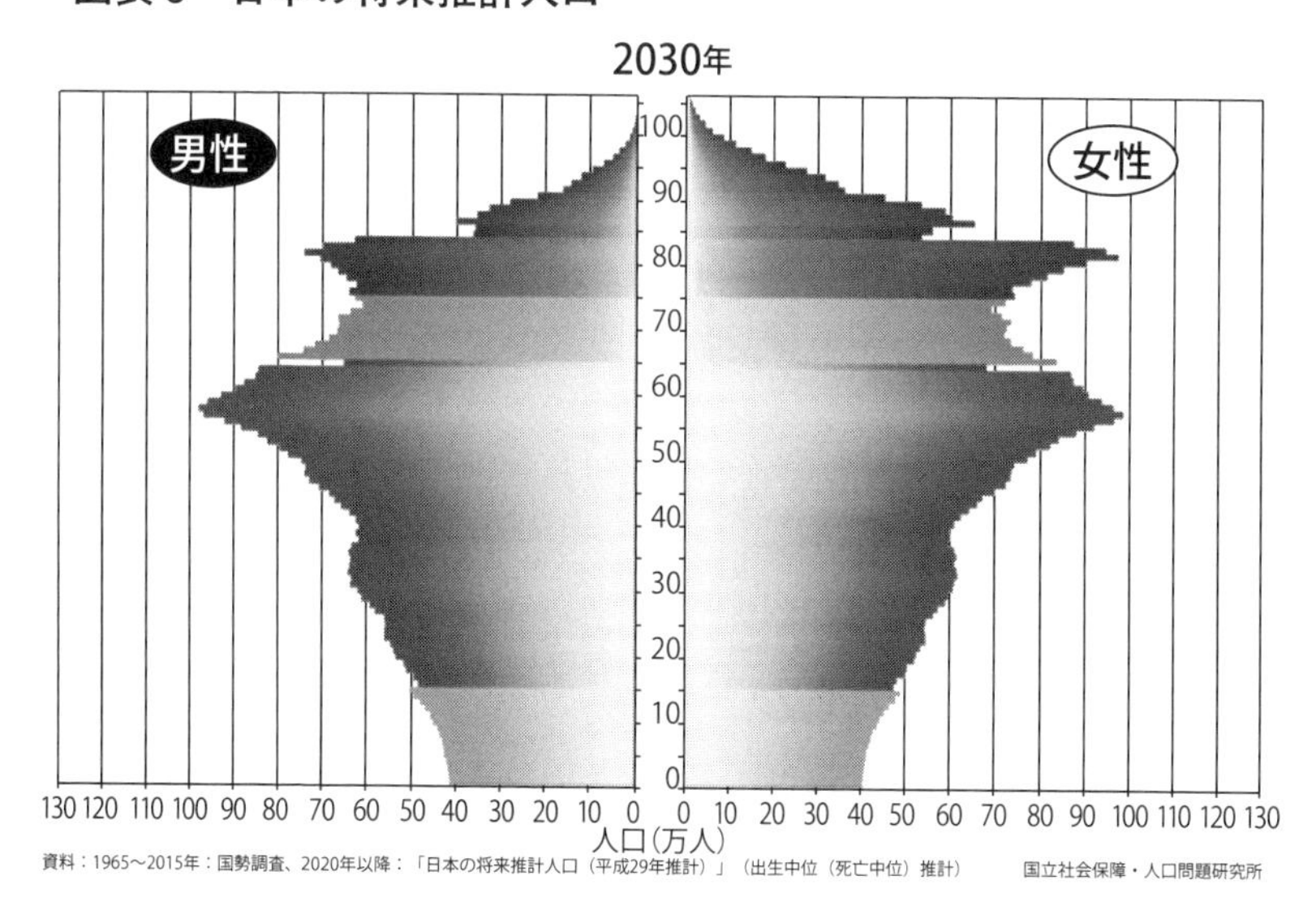

資料：1965～2015年：国勢調査、2020年以降：「日本の将来推計人口（平成29年推計）」（出生中位（死亡中位）推計）　国立社会保障・人口問題研究所

図表6　世界の人口高齢化率

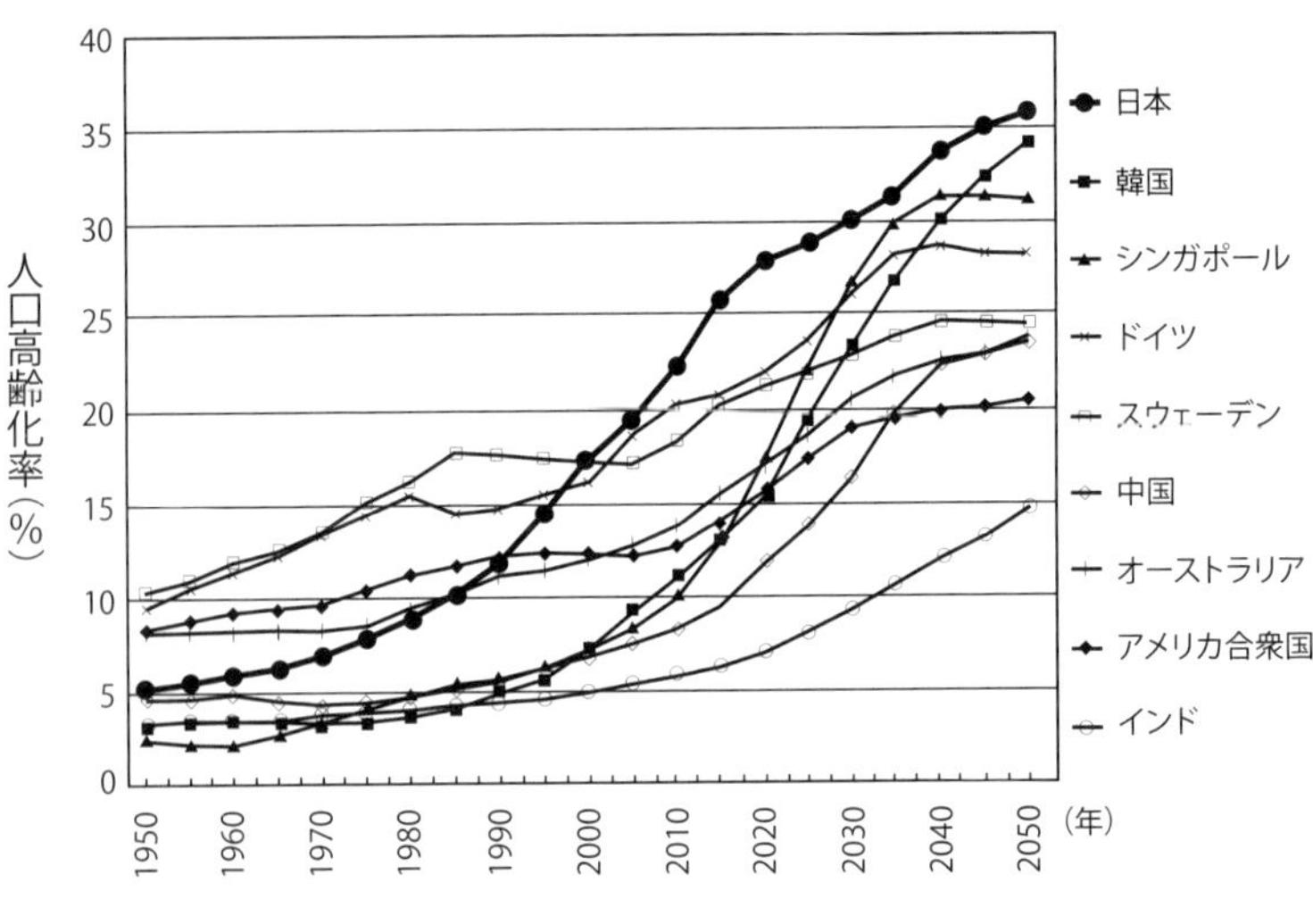

れています。団塊の世代が後期高齢者になることで高齢者の割合が高まる一方、少子化が進み、2030年には総人口予測は約1億1912万人にまで減少する上に、その人口の31・1%が65歳以上の高齢者となると見込まれるのです。

図表5のような逆ピラミッド型の人口分布になり、3人の国民がそれぞれ1人の老人を支えるという構図になります。これが2030年問題です。

高齢化の問題は全世界で起こっていますが、図表6にあるように、その中でも日本の高齢化率は世界トップであり、私たちがまもなく直面することになる老人大国は、世界にまっ

図表７　国民医療費・対国内総生産・対国民所得比率の年次推移

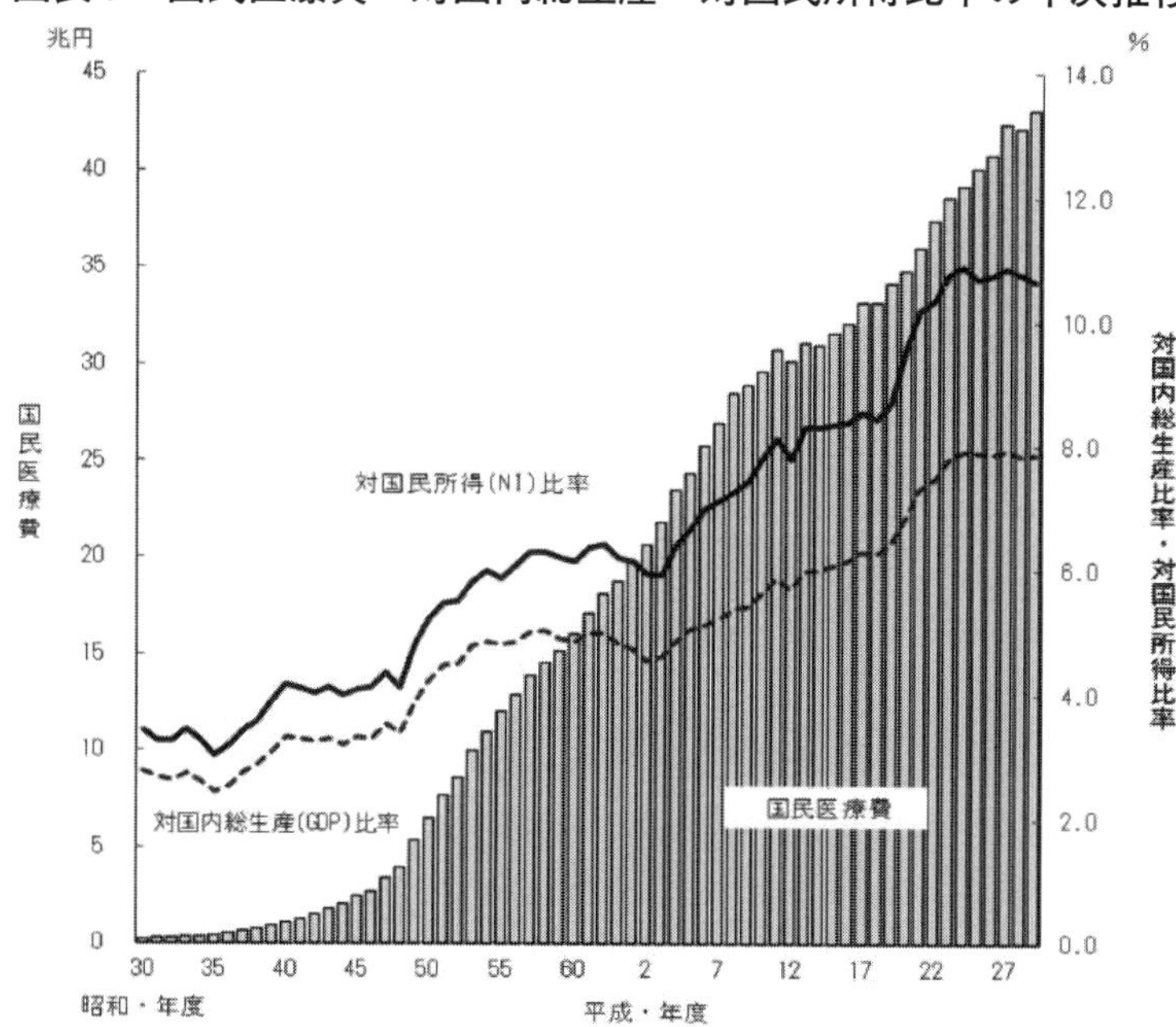

たく前例のない事態なのです。

税収約54兆円に対し、２０１７年の医療費は約43兆円

私が医師になった約20年前、世間では「このままでは医療費は30兆円を超すことになります」と騒がれていました。けれども今や43兆円です。税収に対する医療費の割合の高さは異常といえるでしょう。さらにこのままいくと、２０２５年には53兆円を超えると予測されているのです（図表7、8）。

図表8　2025年には医療費が53兆円に達するという推計もある

2015年度から2025年度にかけて、国民医療費のうち、医療保険医療費は39.5兆円から53.8兆円に増加。

公費負担は6兆円(46%)の増加。後期高齢者医療費の増加による影響が大きく、必要な財源を確保する必要がある。

一方、保険料負担は、7兆円(33.6%)増となり、個人消費や企業活動など経済への影響が懸念される。

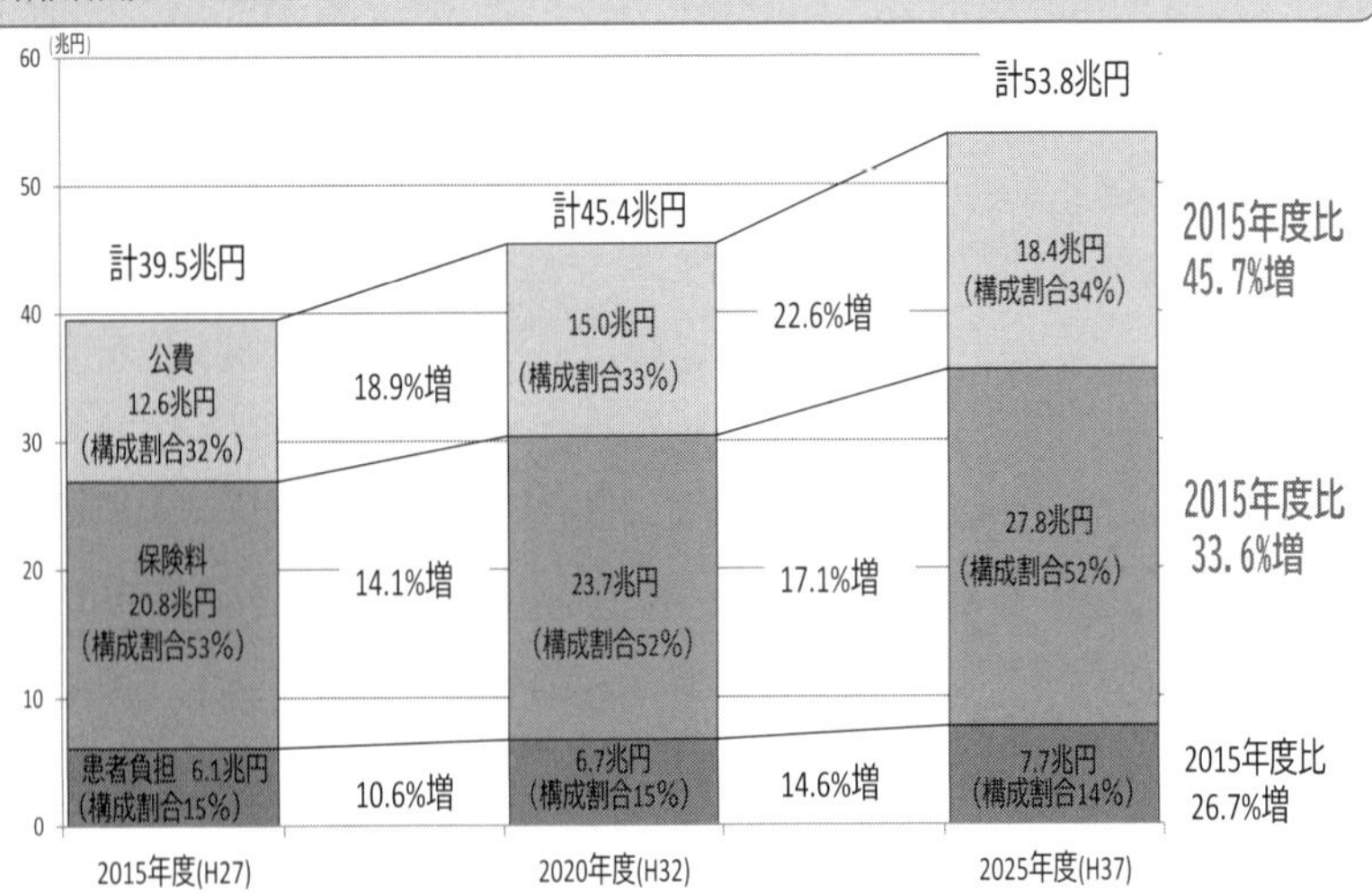

(注1)国民医療費のうちの医療保険医療費分についてまとめたものである。したがって、国民医療費のうち、公費負担医療、労災保険、全額自費等は含まれない。

(注2)保険料は、実質保険料(収支均衡保険料)である。

(注3)公費は、国の負担と地方負担(都道府県、市町村)の合計である。
医療給付費の定率公費のほか、保険料軽減公費等を含むが、都道府県・市町村国保の法定外一般会計繰り入れは含まない。

(注4)患者負担には、70歳代前半の一部負担の軽減特例、保険優先による公費負担、地方単独事業による公費負担を含む。
このため、これらの公費分は患者負担に計上しない国民医療費の統計とは異なることに留意が必要である。　(健保連推計による)

※グラフ中の伸び率は端数調整により、合わないことがある。

国民健康保険の制度改革が急務

主に働いて税金を納める生産年齢人口が減る一方で、高齢者の介護費・医療費がかさめば収入と支出のバランスはますます崩れます。そして、税収不足の状態が続けば、やがて健康保険制度が立ち行かなくなるという可能性も指摘されています。健康保険制度の崩壊は、これまでのような、誰でも自己負担0～3割で医療にかかれるという仕組みの上で成り立っていた「国民の健康」をも脅かす事態を招きかねない問題なのです。

いま、国は現在この問題に対応するために国民年金の受給年齢を引き上げ、所得のある高齢者の医療費の負担増、現役世代からの徴収額を増やすなどの対策をしていますが、十分に対策が取れているとは全くいえません。

医療業界の人材不足も深刻化していく

労働人口が減少し、介護・医療を必要とする人が増える状態は、医療業界も他業種と同じだといえます。つまり、これからの日本は、介護・医療の「利用者」は増えるものの、その施設の「働き手」が絶対的に不足するのです。

この問題に対しても国は、不足する日本の医療業界の働き手を、外国人労働者をさらに増加させることによって解消させようとしていますが道半ばです。

このように、国も全く手を打っていないわけではありませんが、日本の人口「逆」ピラミッドという前例のない状態が今後加速することは明らかであり、だからこそ、医療制度の改正が急務なのです。

多死社会。41万人の「死に場所」が足りない

高齢者が増加するにつれて問題になるのが、一人暮らしをする高齢者の増加です。

世帯主が65歳以上の高齢者世帯数は、調査が開始された昭和55年から現代までの間にほぼ2倍に増加し、人数でみると6・7倍になりました。2015年現在では、およそ600万人が一人暮らしなのです（図表9）。

図表９　65歳以上の一人暮らしの高齢者の動向

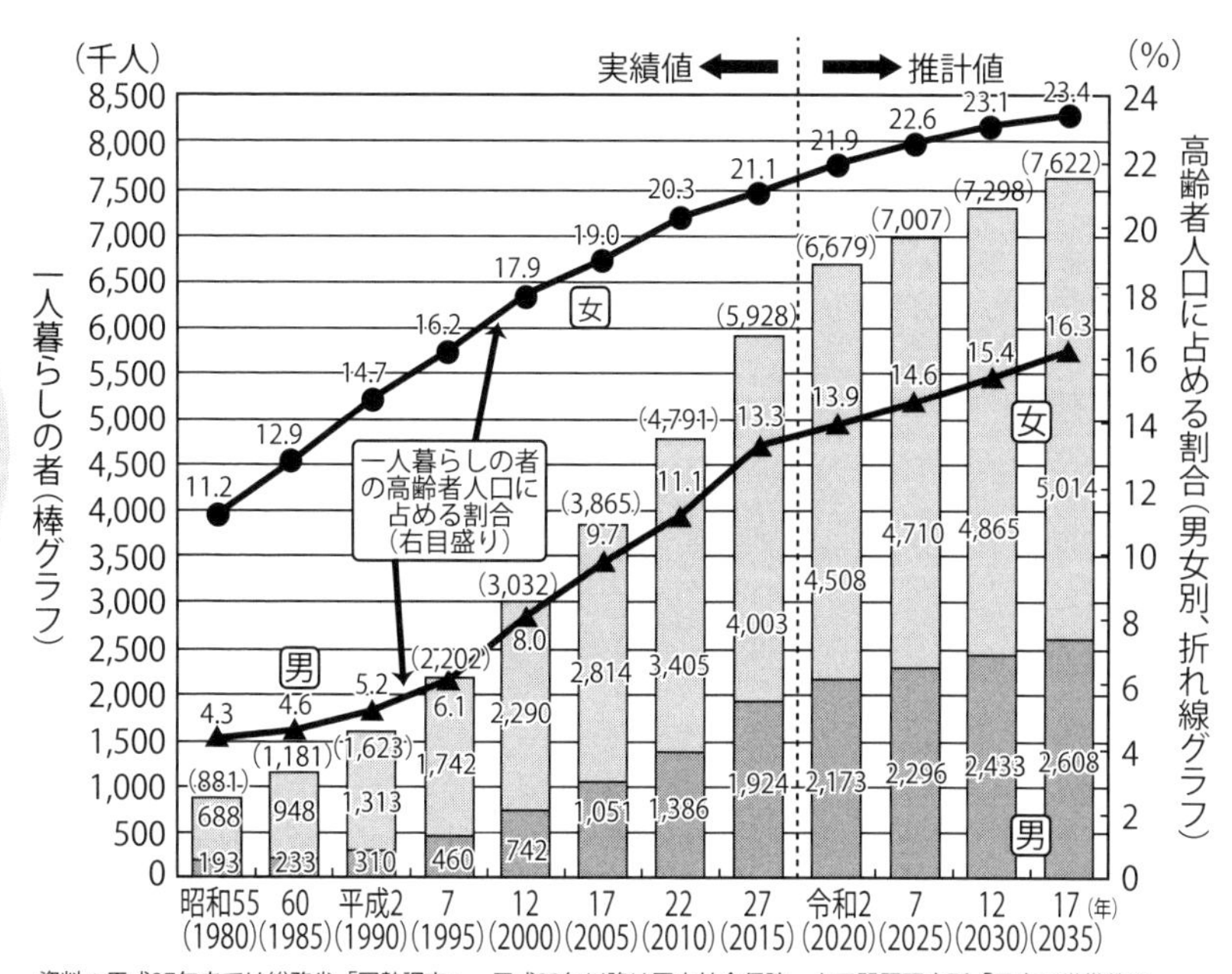

資料：平成27年までは総務省「国勢調査」、平成32年以降は国立社会保障・人口問題研究所「日本の世帯数の将来推計（2013（平成25）年1月推計」、「日本の将来推計人口（平成24（2012）年1月推計）」

（注1）「一人暮らし」とは、上記の調査・推計における「単独世帯」又は「一般世帯（1人）」のことを指す。

（注2）棒グラフ上の（　　）内は65歳以上の一人暮らし高齢者の男女計。

（注3）四捨五入のため合計は必ずしも一致しない。

そして、これらの高齢者が今、「死に場所」がないという問題に直面しています。

前述したような、かつてない老人大国へのカウントダウンが始まっている日本ですが、現代の病院数で、今と同じ医療をすべての団塊の世代に提供することが不可能なことは、もはや明らかなのです。

現代の日本では、病院で亡くなる人が全体の78・4％を占めています。その他は、自宅12・4％、診療所2・4％、老健1・1％と続きます。しかし、病床数が限られているなか、かつてのように、急性期治療を終えて病状が安定しているにもかかわらず、家族側の受け入れ準備が整わないなどの理由で長期間入院（社会的入院）を続けることは不可能になってきます。

つまり治療を終えた患者は、いつまでも急性期病院にとどまらずに、別の場所へ移らなければならないのです。

そうした「別の場所」として国が用意したのが医療療養病床、介護療養病床、介護老人保健施設、特別養護老人ホームです。

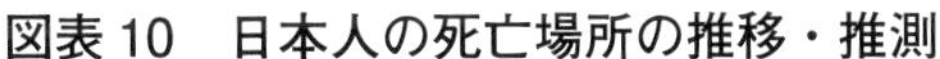
図表10　日本人の死亡場所の推移・推測

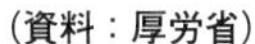
（資料：厚労省）

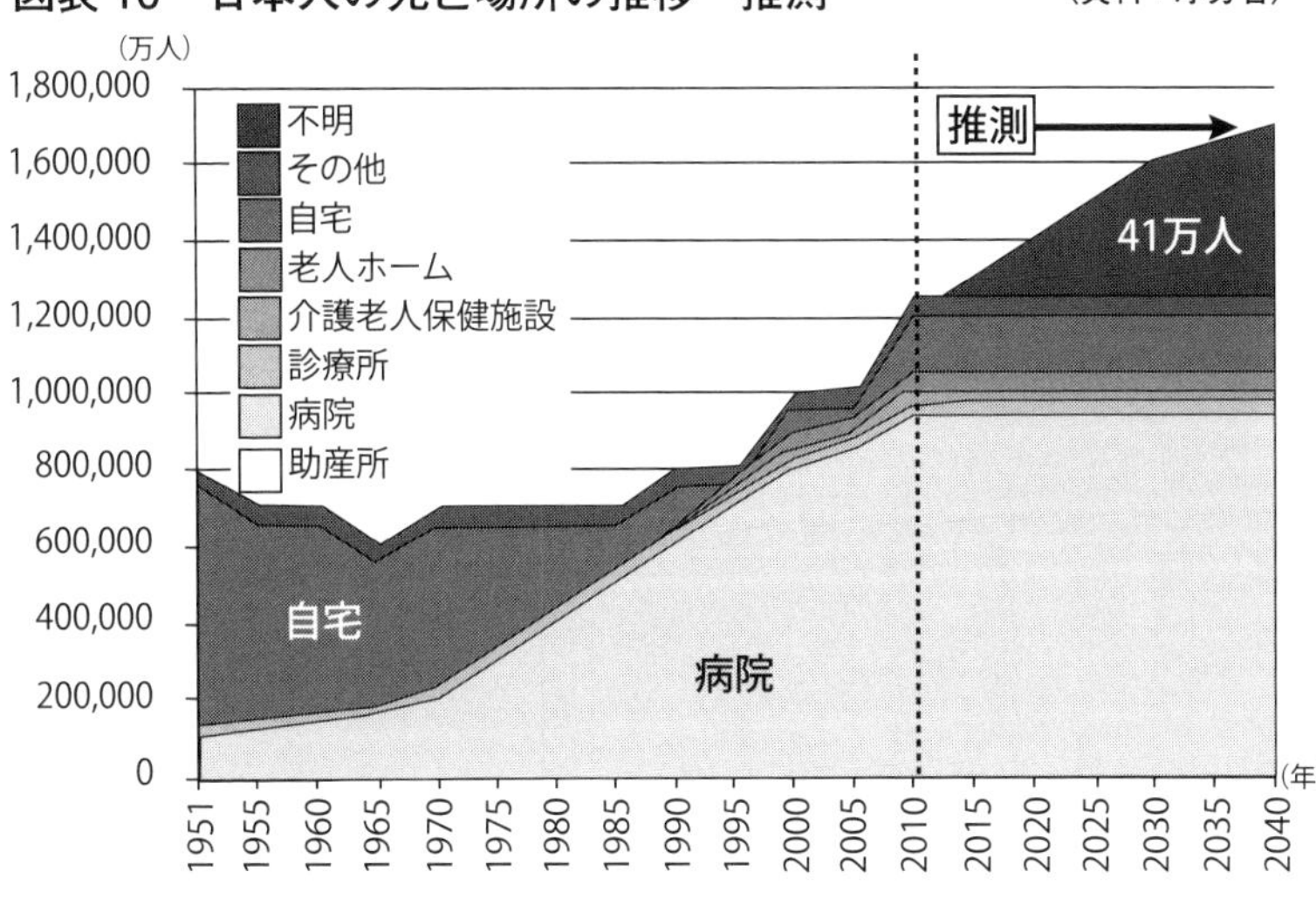

上の図表10を見てください。

今後、病床数が減り、自宅で亡くなる患者さんの数が一定であったとすると、２０４０年までの間に41万人もの人の「死に場所」が不足すると予測されます。

こうした「死に場所」不足の現状の打開策として政府が考えたのが、「在宅看取り」です。つまり、病院はあくまでも「治療の現場」としてその役割を果たし、余命宣告された患者さんや、治療の見込みがなくなった患者さんを「看取る場所」を病院から自宅に移そうとしているのです。

もちろん政府は在宅看取りだけでなく、ホスピスを設置したり、緩和ケア病棟を整備したりといった、病院に居ながら（急性期治療を行うのとは別の）看取るための病床の設置も進めていますが、まだまだ病床数が少なく、そこに入院したとしても命が尽きるまで居続けることすら困難なのが現状です。

在宅訪問診療が「看取り」を担うようになる

在宅での看取りに欠かせないのが、医師による在宅訪問診療です（その他、訪問看護サービス、介護サービス、ケアプランを作成するケアマネージャーの存在が欠かせませんが、こちらは110ページにて解説します）。

実は、その在宅訪問の医師と訪問看護師に対する診療点数を、国は2015年から手厚く改正しています。つまり、国は診療点数のアップという方法で、在宅診療を後押ししているのです。なかでも在宅訪問診療で看取りを行った場合には、大きく診療点数が加算されるようになっているのですが、これは、国が在宅での看取りを進めようとしていることの表れと言えるでしょう（図表11）。

図表 11　将来に向けての医療・介護機能再編の方向性イメージ

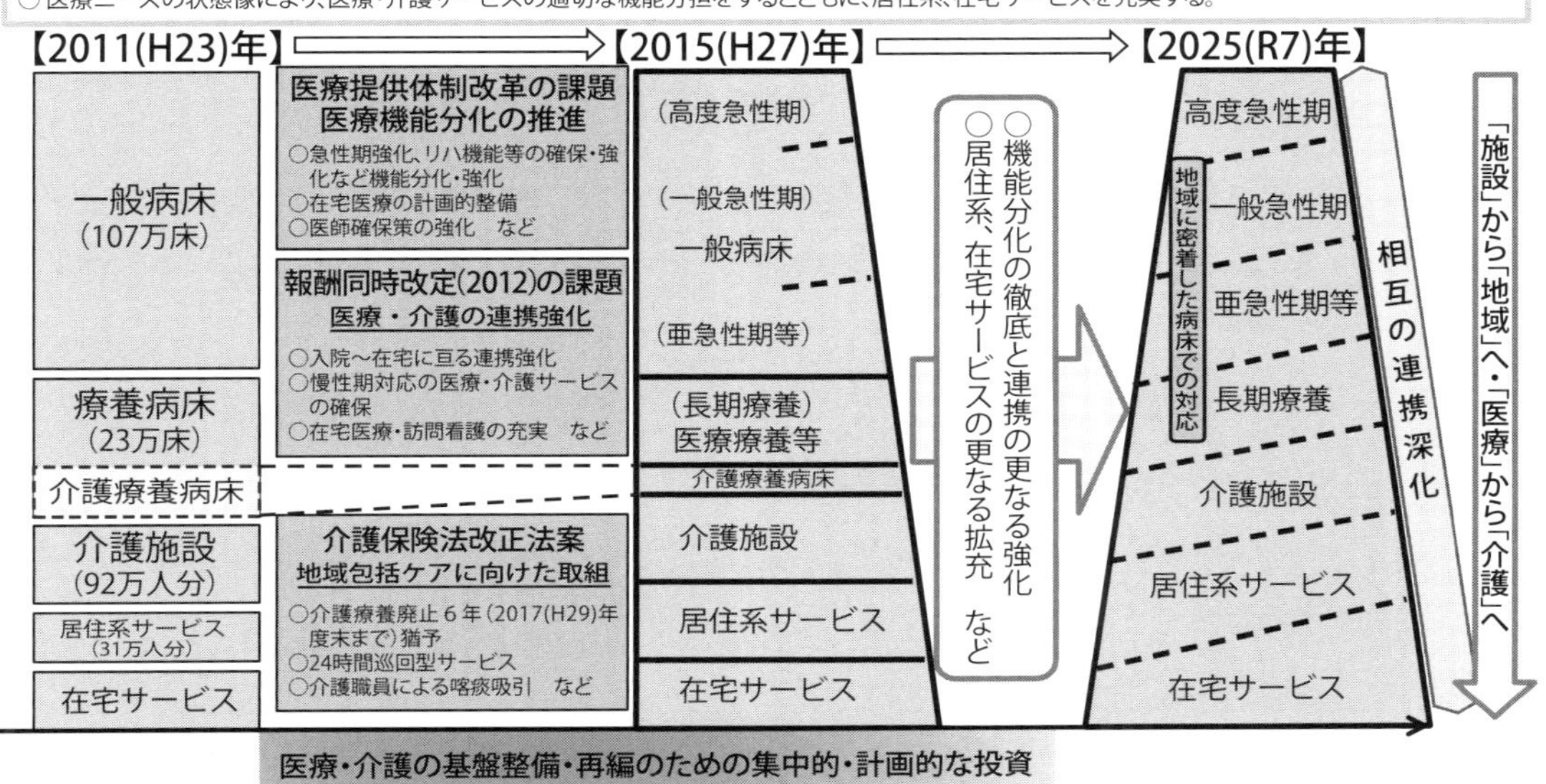

https://www.mhlw.go.jp/seisakunitsuite/bunya/kenkou_iryou/iryou/zaitaku/dl/h24_0711_01.pdf

国が進めた在宅看取りを、みんな望んでいた

国が団塊の世代の「死に場所」を用意するために推し進めている「在宅診療」「在宅看取り」ですが、実は多くの患者さんの側にとっても好ましく、望んでいるものでした。

厚生労働省の「人生の最終段階における医療に関する意識調査」２０１３年によると、「人生の最終段階を過ごしたい場所」として、実に7割を超える人が自宅と回答しているのです。

残りの３割、「病院など」と回答した人の多くは、自宅では不安だと考えているからでしょう。けれども、もし在宅医療についての説明をしっかり受けることができたならば、そして、医療面に対する不安や家族に迷惑をかけたくないなどの気持ちを抜きにしたとしたら、おそらく１００％に近い人が自宅で過ごしたいと考えているのではないでしょうか。

しかし、日本人の現在の死亡場所は、病院が78・４％で自宅は12・４％にすぎません。

ちなみに私のクリニックがある大阪の八尾市では、八尾市の総人口の約26万8千人のう

ち、年間死亡数はおよそ２６００人。統計的に考えて、そのうちの３人に１人ががんで亡くなっているとすると、１年で約８５０人。７割に当たる「自宅で過ごす」ことを望んでいた６００人のうち、たった１０５人だけが自宅で最期を迎えられた、ということになります。

昔は自宅で生まれ、自宅で死んでいくのが普通だった

このように書くと、自宅で最期を迎えるのは環境の整った人だけのもののように思われがちですが、実はおよそ40年前までは病院で亡くなるより、自宅で亡くなる方のほうが多かったのです。

たとえば前にも述べましたが、１９５１年では、実に82・５％もの人が自宅で亡くなり、病院で亡くなったのは９・１％のみでした。

この時代の医者は、診療時間でなければ往診に対応していて、「病気だ」「熱だ」と言われたら、白衣を着た先生がカバンを持って患者の自宅に行き、枕元で診察していました。だからそのまま往診医が看取るのが当時の普通だったのでしょう。

それが、外科手術が進歩し、救命救急が発達し、CTやMRIなどによる診断能力も向上して、血液検査の精度も上がったことから、人々は病気と闘うようになりました。具合が悪ければ病院に行くのが習慣になり、最後まで治療をして、それでも回復しないならそのまま病院で亡くなるというように、病とどう向き合うかに関するスタンダードが変わっていったのです。

ですから、今、国が進めようとしている在宅医療への転換は、何か新しいことが始まるのではなく、50年前の「当たり前」に戻るのだという見方もできます。

ケース3

7歳、5歳、3歳の我が子に遺したビデオメッセージ

私が在宅で看取った肺がんの患者さんです。

「自分の余命はどれくらいなんや?」という質問に私が「あと1か月もないかもしれ

ません」と答えると、彼は私に「写真を撮りに行きたいけれど、行けるかな?」と相談してきました。

「行けるんちゃいますか?」というと、「それをね、遺作にするんや」と彼は満面の笑みで言いました。

翌日、彼は家族と写真を撮りに行きました。写真は現像されて、きれいな額縁に収まりました。

数日後、いよいよ余命が迫ってきました。私が「あと1週間くらいですかね」と言うと、彼は奥さんと娘さんたちをそれぞれ別々に枕元に呼びました。

内容まではわかりませんが、おそらく「僕の余命はもう1週間と迫っている。死んだ後もお前はしっかり生きていけ」というようなことを伝えたのでしょう。それぞれ30分くらいずつお話しされていました。

連絡を受けて自宅に行くと、彼は自分で胸の上に両手を組んで、自分で目をつぶって亡くなっていました。

他人に目をつぶらせてもらうこともなく、他人に手を組んでもらうこともなく、すごく立派に自分で亡くなっていったのです。

余命宣告を受けてから、自分はこうやって逝こうと決めていたのでしょう。きっちりとした彼らしい最期でした。

亡くなってからご遺族の皆さんに「それぞれ呼ばれてお父さんから説教を受けました」と伺いました。そして皆さんからお礼の言葉をいただきました。それは、余命宣告をしたことで、最後に父として、それまで言えていなかった本当に伝えたかったことを、しっかり伝えられたことに対するお礼でした。

そういった人生の節目を演出するのも、余命宣告をする医師の役目なのでしょう。

その後、別の30代後半の胆嚢がんの男性が、子ども達と過ごすため、抗がん剤治療を中止して自宅に帰って来ました。奥さんと7歳、5歳、3歳の男の子たちが迎え入れました。その患者さんは余命も病状も理解した上で、「先生、僕どうしたらええんかな?」と私に相談してきました。「それなら子ども達にビデオメッセージを残したらどうですか?」と私が言うと、夫婦で相談したそうで、入学、卒業、成人、結婚の場面に合わせて、その時々で公開するためのビデオメッセージを作ることになりました。

また、「どうやって死んだらいいの?」と聞かれたので、先ほどの肺がんの男性の例を話しました。自分で手を組んで、眼をつぶって…と説明すると「できるかどうか分からないけれど、やってみるわ」とおっしゃり、それが目標のようになりました。

亡くなる1週間くらい前に彼が言いました。「7歳、5歳の息子へのメッセージは完成したんや。でも、3歳の息子はどうもイメージ湧けへんねん、3歳やから。性格もわからへんし、どんな大人になっていくかっていうイメージも湧かへんし」

「でも頑張って仕上げなあかんな」と伝えた次の往診の日に、「先生、とうとう完成したよ」と彼は言ってくれました。

数日後の夜中、奥さんから電話があり「先生来て、苦しそうにしてるんです」とのことで向かいました。苦しそうに手足をバタバタさせていたそうです。

インターフォンを押すと、奥さんが鍵を開けに来て、「先生、はよ来て」と言われ、バタバタと駆けつけました。すると、もう呼吸が止まってグタッとなっていました。鍵を開けに来たその一瞬だったのです。「うわぁ、今まで手足をバタバタさせて苦しそうだったのに」と奥さんは肩を落としました。

死亡診断のために私が布団を開けると、彼は自ら手を組んで、目もつぶって、綺麗に布団まで被っていたのです。
私と話したことを思い出して、最後に必死でやったんだろうと思います。本当にすごいと思いました。

在宅診療へのシフトには抗がん剤の中止時期の「見極め」が欠かせない

「多死社会」を迎えようとしている今、病院は治療のためではなく家族の受け入れ態勢が整わないことなどによる社会的入院を受け入れることができなくなってきました。急性期病院は治療に特化した場所になるというこの傾向は、今後ますます顕著になっていくでしょう。

代わりに求められるのが、高いレベルの在宅医療であり、医療依存度の高い患者さんを在宅や施設で診ることのできるスキルを医師が身につけることなのです（詳しくは3章）。

在宅で看取る患者さんには、老衰をはじめとするお年寄りや難病、障害者のほか、末期がんの患者さんがいます。余命宣告を受けたがん患者さんが、最期を迎えるまでの期間を、暮らし慣れた自宅で過ごすために帰宅します。在宅医療で診るがん患者さんは、積極的な治療を終え、緩和治療（ベストサポーティブ・ケア〈BSC〉）に切り替えた人です。

ということは、在宅看取りを増やそうとするならば、緩和治療への切り替えるタイミングの見極めについて考えることを避けて通ることはできないのです。

かつて、昭和40年代から、放射線治療や化学療法の技術がどんどん進歩していく過程で、医療の成果を伸ばすために、患者さんのがんのステージが3でも4でも治療を推し進めていた時代がありました。その結果、本当に余命わずかな患者さんに対しても、抗がん剤を投与し続けることばかりに熱心で、「そろそろお家に帰りませんか？」と言う機会を逃していたと思うのです。

そうした時代の患者さんのなかには、亡くなる当日まで抗がん剤を飲み続けた人、すでに亡くなっているのに腕に抗がん剤の点滴が落ち続けていた入院患者さんも実在しました。

その一方で、しかるべきタイミングで治療を終了し、緩和治療に切り替えた人の中には、痛みが緩和されることでいったん体調を持ち直す人が多くいます。すると、その間に会っておきたい人に会ったり、行きたいところに行ったりという人生の総まとめのような時間を持つことができるのです。

今でも、しろばとクリニックにやってくる人の中には、本当にギリギリまで治療を続けた結果、体も心もボロボロの状態でいらっしゃる方もいます。そうした最後の最後まで治療し続けた患者さんは、残念ながら疼痛コントロールによって回復する体力すら残されておらず、本当に短い間に亡くなられてしまいます。

入院治療にも、「最期まで諦めない」の一辺倒ではなく、患者さんの気持ちに寄り添う精神面のケアが求められるところです。

なぜ在宅医療は進まないのか

厚生労働省は現在、自宅看取り率を4割にすることを目標に掲げています。2040年に生じる41万人の「死に場所」を確保するための政策です。

けれども図表12のグラフを見てください。これは在宅死亡率の推移を示したものです。1995年から2004年まで自宅死亡率は下がっていましたが、それ以降は、現在まで、自宅死亡率の割合はほぼ横ばいで推移しています。

なぜ、在宅医療は進まないのでしょうか。

図表13の円グラフは「親を自宅で看取ってくれますか?」という問いに対する高齢者の回答割合（青森県保険医協会提供）ですが、「無理」と「わからない」を合わせると8割以上になるのです。

在宅医療が進まない背景には、第一に家族が自宅での看取りは無理だと思っていることが挙げられます。家族どころか本人もまた、たとえ願っても自宅で看取ってもらうなんて無理だろうと思って希望を口にしないこともあります。

つまり、本人や家族への情報提供が圧倒的に足りていないのです。

図表 12　在宅死亡率の推移

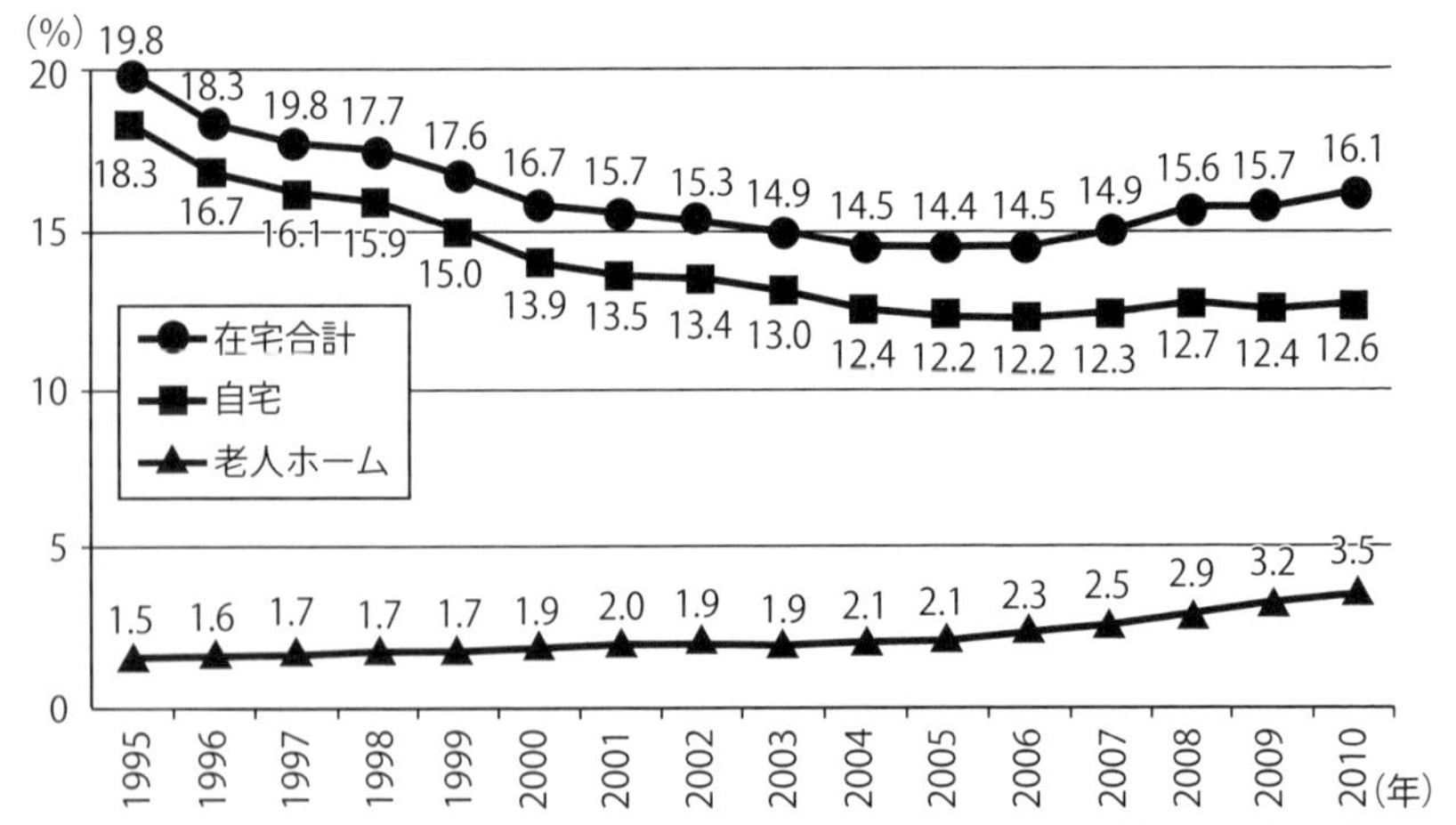

注）総死亡者数に占める在宅死亡数の割合（在宅は、老人ホームと自宅とした。老人ホームは、介護老人保健施設を除く）

出典：厚生労働省・人口動態調査

図表 13　在宅看取りに関する家族のアンケート

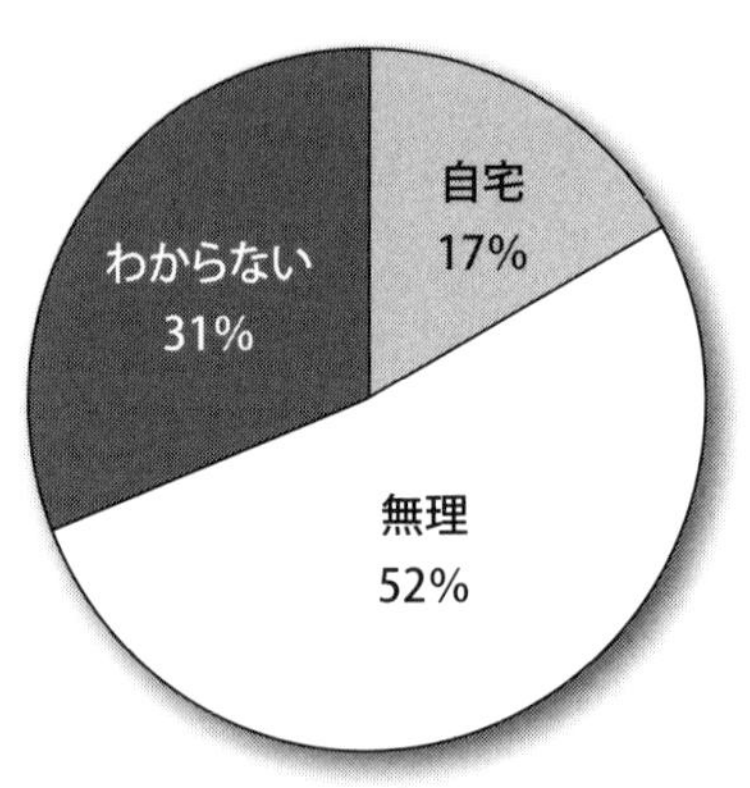

「自宅で看取ってくれますか」という問いに対する
高齢者の回答割合（青森県保険医協会提供）

在宅医療のニーズは団塊の世代の死後、減少するか？

ここまで多死社会に対応して在宅医療を充実させるという話をしてきましたが、それは団塊の世代が亡くなるまでの、ここ数十年に限ったことだと考える医師もいます。

たとえばある在宅医は、「今から20～30年後、在宅医療はまたぐっと減って、病院医療に変わって行くだろう。一時的には在宅医療が増えるだろうけれども、今後はまた病院中心の医療に戻るだろう」と予測されています。

けれども私は、団塊の世代の問題が過ぎ去った後でも、在宅医療が無くなっていくことはないと考えています。

それは、現在の医療の考え方自体を変えていかなければ、長い先の将来に高齢者の人数が減ったとしても、財源不足の問題は解消されないからです。

たとえば、現在の在宅医療で自宅で看るのにかかる医療費は、平均で月30万円程度ですが、病院の療養型病棟で看ると月に70～80万円かかります。つまり、たとえ老人の人数が少なくなって病院にベッドが確保できたからといって、いったん在宅医療のほうに舵を切ったものを、わざわざ2倍以上費用がかかる病院医療に戻すことはあり得ないと思うのです。

しかも、先に示したように厚生労働省の２０１３年の意識調査で約70％の患者さんは病院ではなく自宅で最期を迎えたいと思っていることを考えると、なおのこと在宅医療は減らないと思うのです。

今後、高齢者の「死に場所」は自宅が主流になる

看取り難民47万人の受け皿は在宅医療にあるものの、在宅医療が進まず、病院で亡くなる人が今も減っていないのが現状だと言いました。

なぜ、そうした状態は改善されないのでしょうか。在宅医療に関わる医師として私が考えた理由は次の通りです。

ご家族が「うちではちょっと難しい、介護力が足りない」と判断されると、その患者さんは施設で暮らすことになります。そしてその患者に医療度合いが入ると、徐々に看取り

を行える施設が増えてきたとはいえ、まだまだ多くの施設では「うちでは診られない」と退去宣告され、そのまま病院に入院となってしまうのです。これが、多くの患者さんが病院で亡くなる理由です。

では、この問題を解決するにはどうすれば良いかというと、自宅で暮らしている高齢者に介護が必要だという初期の段階で、家族の手が足りないならすぐに施設と考えるのではなく、不足分を介護保険制度の在宅介護サービスで補うのです。そして、医療的な度合いが入ってきたときには、その延長で在宅医療を使いながら自宅で療養します。たとえば、自宅暮らしの高齢者が病にかかったとしても、すぐに病院に入院させるのではなく、必要な医療処置を行いながら自宅で療養させるのです。

家族の多くは介護に点滴が一つ加わっても頑張れますが、施設で暮らす人には施設のルールが適用されます。「医療ケアの必要な人は不可」という施設であれば（施設の多くが医療ケアは不可という基準です）、点滴が一つ増えるだけで、他には何も変わらない人であっても、点滴している間だけは一時的に退去しなければならないことになるのです。それが多くの高齢者が最終的に病院にたどり着いてしまう大きな原因になっています。

このように、在宅医療が切り札になるという話は、病院から療養のために自宅にもどる場面だけでなく、これから施設に入るかどうかを検討する段階にある高齢者にとっての切り札でもあります。

介護サービスと在宅医療を組み合わせることで、なるべく施設や病院のお世話にならずに、最期まで自宅で暮らし続けることが可能になるからです。

これが、高齢者の「死に場所」の主流が自宅になる、未来のスタンダードなのです。

ケース4

人生の最期に奥さんとの関係が修復

84歳、腎臓がんの男性です。

当院に紹介を受ける8か月前に、呼吸が困難だということで病院を受診し、そこで腎臓がんの肺転移が見つかりました。手術適応はなく、医師から免疫チェック阻害剤の投与を提案されましたが、「自然な形に任せたい」と希望し、自宅で療養されていました。

その半年後、肺転移巣に感染を起こし、約1か月間の入院生活ののち、在宅訪問診療が始まりました。

初めて訪問した時、その男性はまだまだご自身の病気について受け入れることができていない様子でした。もともとプロスポーツ選手で、後にその指導者も務められた方で、プライドも高いようでした。奥さんに対しても強い態度で接していて、奥さんはその言いなりになっているといった印象でした。

第2章

夫婦二人暮らしの、なかなか大変な療養生活が始まりました。

患者自身が今の状況を受け入れられずにいる中で始まった自宅療養生活に対し、私は「なんとかしなくては」という思いで、時間を作って極力足を運び、ご本人のそばにいるようにしました。

奥さんの話も沢山聞きました。そういった時間を取ることで、ご本人は、少しずつ病気を受け入れることができてきたように思いました。

しかしある時、トイレに行こうとして床にへたり込んでしまい、奥さん一人ではベッドに引き上げることが困難だということで、真夜中に私が呼ばれました。そうした出来事によって、ご本人と私の関係は徐々に近くなっていきました。

しかし、この出来事をきっかけに、「自分が自宅療養することで奥さんに苦労をかけてしまう」と考えるようになり、すぐに当院が運営する「しろばと緩和ケアホーム」への入居を希望されました。

当院のケアホームへ入居すると、奥さんが毎日訪問するようになりました。在宅のときには介護で大変な思いをしていた奥さんの気持ちも和らいだようです。ホームに入ってからは、ご主人に、あたたかなお声掛けをするようになってきました。入居から短い期間でしたが、最期は息子さん達も駆けつけ、ご家族の皆さんに見送られました。選手時代のユニフォームを身につけた、彼らしい最期でした。

人の最後は本当にさまざまで、がんの終末期にあってもなお、病気を受け入れられずにいる方もいます。自分の今の状況に納得しないいまま、自宅療養するケースも少なくありません。

気持ちの方向転換ができる環境づくりも必要だと思います。

第3章

知っていてほしい「在宅医療」の基本

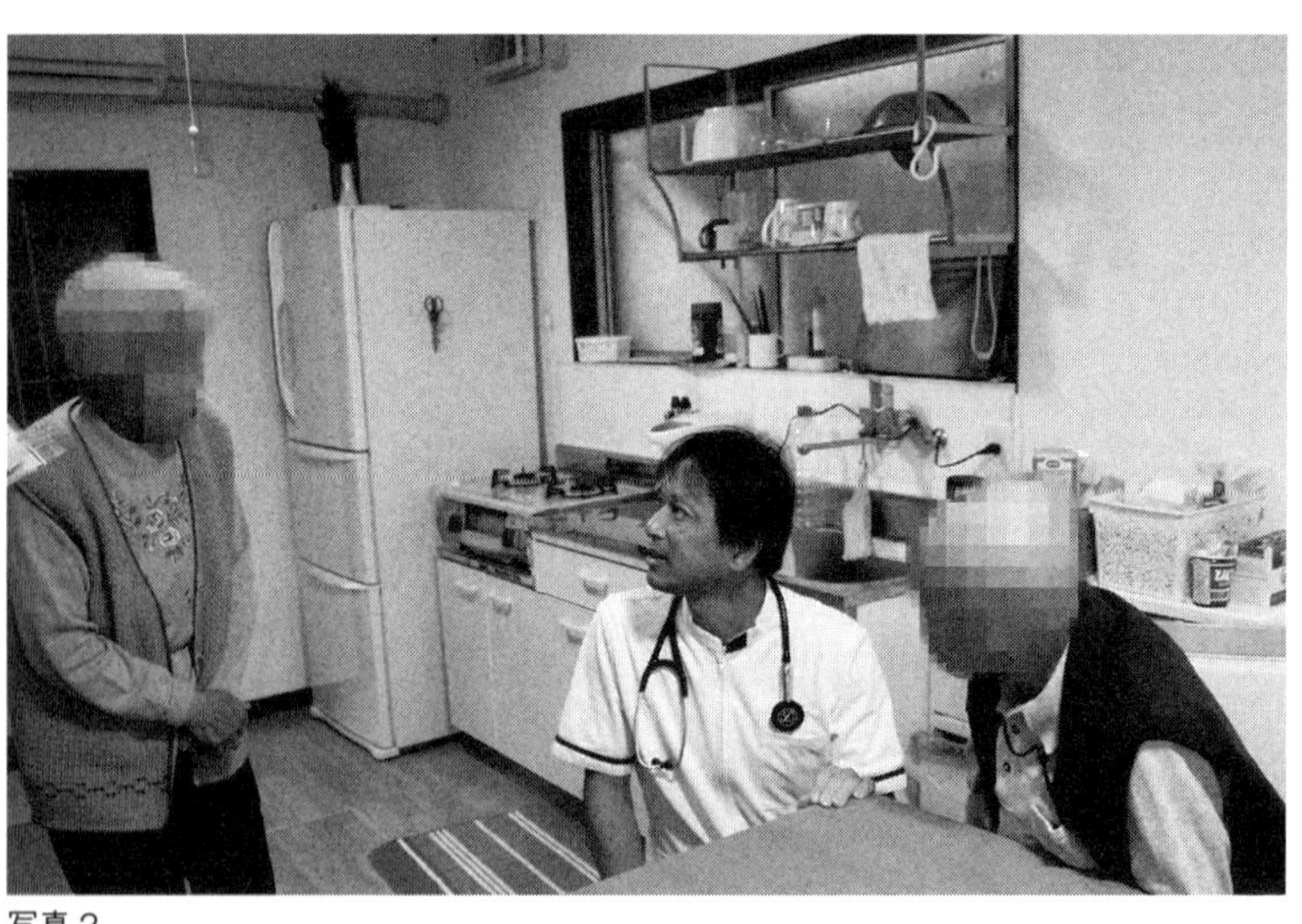

写真2

自宅療養を助ける在宅医療とは

在宅医療とは、病院や診療所などの施設以外で行う診療行為のことをいいます。

在宅医療には、医師が定期的に病状管理を行う「訪問診療」と、病態が悪化した時に訪問する「往診」の2種類があります。

また、医師以外の在宅医療の担い手には看護師、理学療法士、作業療法士、言語聴覚士などがいます。彼らもまた、診療所や訪問看護ステーションを起点に自宅などへ出向き、医療的処置・ケアを行います。また、歯科医師は歯科診療を行うために訪問歯科診療を行いますし、薬剤師や管理栄養士も自宅に出向き指導を行います。

在宅訪問診療は、「在宅療養支援診療所」として地方厚生（支）局長に届け出て認可される病院・医院の施設基準のひとつであり、以下の要件を満たすこととなっています。

- 患者様を直接担当する医師または看護師が、患者様およびそのご家族様と24時間連絡を取れる体制を維持すること。
- 患者様の求めに応じて24時間往診の可能な体制を維持すること。
- 担当医師の指示のもと、24時間訪問看護のできる看護師、あるいは訪問看護ステーションと連携する体制を維持すること。
- 緊急時においては連携する保険医療機関において検査・入院時のベッドを確保し、その際に円滑な情報提供がなされること。
- 在宅療養について適切な診療記録管理がなされていること。
- 地域の介護・福祉サービス事業所と連携していること。
- 年に一回、在宅でお看取（みとり）した方の人数を地方厚生（支）局長に報告すること。

「こんなことまでできる」在宅での医療の範囲

在宅医療では、皆さんが考えているよりも多くのことができます。

たとえば、私のクリニックでは、心電図検査やレントゲン検査なども在宅診療で行っています。病院内にどっしり固定された器具でなければ検査できないと思われがちですが、実は持ち運びができるタイプの器具があり、訪問先での撮影が可能なのです。

また、処方箋の発行はもちろん、血液検査、点滴、在宅酸素法、胃ろう、バルーンの挿入・入れ替え管理、気管切開の管理、人工呼吸器の管理、腹水穿刺、胸水穿刺、胃ろうチューブの入れ替え、簡単な外科的処置など、多くの患者さんが通院もしくは入院しなければできないと思われていることも、自宅にいながらにして治療を受けることができます。

在宅診療でできることの一例は以下の通りです。

・点滴、注射

- 胃ろうや膀胱留置バルーンの管理
- 心電図検査
- 血液検査
- 在宅酸素や人工呼吸器の管理
- 褥瘡や創部の処置
- 腹水穿刺
- 胸水穿刺
- 腹水ＣＡＲＴ

ただし、在宅医療でどこまでの医療行為を行うかは、診療医の裁量に任されているため、お住いの地域や担当医師によって内容は異なります。

在宅医療には「向いている病人」と「不向きな病人」がいる

在宅医療には、制度上の対象者が決まっています。

在宅医療の対象となるのは「病気が理由で通院困難」な、車椅子の方や寝たきりなどの通院困難な方のほか、「がん末期の方」や「認知症の高度な方」などです。

（なお、本書では末期がんの患者さんを在宅で看取るという例を多く挙げていますが、これは、末期がんの患者さんを在宅で看取る環境を整えることを目標にすることで肝硬変末期の肝不全状態、慢性呼吸不全の末期、心不全の末期状態、老衰など、その他すべての患者さんにとって、必要な在宅医療環境が整備されるだろうと考えてのことです。医療依存度が高く、疼痛コントロールが必要ながん患者さんが亡くなる時まで、自宅で生活するための医療環境を自宅に整えることは、究極の在宅療養の環境を整えることだと思うのです）

そうした対象者のなかでも、在宅医療には「向いている病人」と「不向きな病人」があります。

「向いている病人」とは、寝たきりになった高齢者や病を抱えた障害者など、通院は難しいけれど、自宅に居ながら訪問診療を希望する人。また、治癒が見込めない終末期のがん患者、環境が変わることで症状が進行する恐れのある認知症患者です。

なかでも自宅で医療を受けることさえできれば、入院や施設入所などがなくても基本的に症状が安定し、長く療養することを求めている人にとって、在宅医療は向いているといえます。

つまり「放っておくと悪くなって入退院を繰り返している人」が対象だといえるでしょう。

また、介護度が2～3くらいの、なんとか誘導されてトイレに歩いていた人は、入院すると歩けなくなることが多いので、そうした人も在宅医療向きといえます。

逆に「向いていない病人」とは、手術など、急性期の医療が積極的に必要な病にかかっている人です。たとえば急性の肝炎や肺炎を引き起こしている患者さんは、やはり自宅で点滴をするだけでは不十分です。

そのような方の場合は、病院の治療がひと段落してから、あらためて在宅医療を検討すると良いでしょう。

がんの方の場合を例に挙げますと、病院で治療することがなくなると入院は継続できなくなり、退院を促されます。

その際、病状が安定して介護の必要がない場合には、すぐに在宅で療養が可能なのですが、病状が安定せず在宅での療養に不安がある方（医療的な面、介護的な面を含めて）は、療養可能な病院に転院するケースも少なくありません。

在宅医療の訪問医はいつ、どのように診療しているのか

そもそも医療は受ける場所によって、３つに分かれます。

１　外来医療……病院や診療所に患者が出向いて受ける
２　入院医療……病院や診療所に患者が入院して受ける
３　在宅医療……患者が自宅で受ける

そのうち在宅医療は、「往診」と「訪問診療」の２つに分けられます。必要と判断した時に出向いて自宅で行う診療が「往診」で、２週に1回、月に1回などとあらかじめ計画

を立てて自宅で行う診療が「訪問診療」です。

訪問診療の回数については、患者さんの病状をもとにご本人やご家族との話し合いで決められます。ただし最大、週に3回までと決められています。

また、毎日の点滴やガーゼ交換などについては、医師ではなく、訪問看護ステーションの看護師と連携して行っています。

入院医療と在宅医療、どちらを選択するべきか

在宅医療と入院の最も大きな違いは、慣れ親しんだ場所に住み続けることで生活パターンを崩さずに済むことですが、同時に、介護サービスの必要な人にとって介護と医療が同時に受けられることにも大きな意味があります。

たとえば、100歳の人が誤嚥性肺炎を引き起こした場合、その人は入院するべきでしょうか。

入院した場合、確かに誤嚥性肺炎を「治療する」という意味では、病院はその役割を

きっちり果たしてくれるでしょう。入院して2週間も絶食し、抗生物質を投与すれば肺炎がよくなる可能性は在宅よりは高くなると思います。

けれどもその後、「さあ、退院です」と言われたとき、その人に未来はあるでしょうか？

なぜなら、高齢者が2週間も絶食すれば、嚥下能力は衰え、それまでと同じ形態の食事はできなくなるものだからです。もしかすると2週間、ベッドの上で寝て過ごすことで歩行能力が失われたり、一人で用をたすこともできなくなっているかもしれないのです。このような状態になると、病院から、胃ろう、鼻からの経管栄養、高カロリー輸液という選択肢を家族に示されるかもしれません。

一方、在宅医療の場合であれば、違った選択もできます。もし私が在宅で診ている患者さんが誤嚥性肺炎になったとしても、私なら基本的に絶食は選択しません。

家族や介護ヘルパーさんが料理を作り、食べることを励ましたり見守ったりしながら、住み慣れた環境を変えることなく現状の生活を維持し、嚥下力を落とさない最低限の食事量に切り替え、かつ脱水がないように点滴を併用するのです。

さもないと、このような状態の高齢者は環境を変えたら最後、体調や精神面を維持できなくなってしまいます。

肺炎を根本から改善するために絶食させる病院に比べると、確かに肺炎の治りはよくないかもしれません。

けれども病気は治ったけれどＡＤＬ（日常生活動作）がガタッと落ちた人と、緩やかに体力は落ちていくけれど、なるべく日常行動を変えない人とでは、どちらに未来があるでしょうか。

そうした人が未来を繋いでいくためには、住み慣れた場所で医療を受けることのできる在宅医療のほうが向いているのではないかと私は考えています。

ケース５

最期まで慣れ親しんだ「毎日」を続けていきたい

主治医として15年くらい診させていただいた89歳の前立腺がん患者さんです。

５年前に前立腺がんを指摘され、泌尿器科を受診しましたが、その後、通院を中断されていました。

その後、急に腹水が貯留し、当院で原因を精査したところ、S状結腸がん、がん性腹膜炎、リンパ節転移、腹水を認めました。精密検査と治療のために総合病院への受診をすすめましたが、ご本人はご自身の年齢・体力面を考え、病院の受診を希望されませんでした。

通院が困難で、すぐに在宅診療に切り替え、奥さんと息子さんとの生活がはじまりました。私は今までの経緯をご家族へお話ししました。

「元気なうちは、なるべく普段通りに生活したい。そうした生活を少しでも長く続けていきたい」というご本人の強い願いを、ご家族も同意してくださいました。

しばらくは日課である公園に行き、ベンチに座って時間を過ごす生活を続けていましたが、次第に自宅で過ごすことが多くなりました。

介護ベッドが必要な状態でしたが、畳の上で、いつもの布団で過ごしたいという強い希望から、ついに最期まで介護ベッドは導入しませんでした。

最期は、いつものように奥さんがそばで裁縫をされているなか、知らないうちに呼吸が止まり、奥さんがそれを発見しました。

この患者さんのように、高齢者のなかにはがんと診断されても、あえて大きな病院へ行かない人がいます。

たくさん検査され、たくさん治療方針の選択肢を与えられることを「しんどい」と感じる方もいるのです。

検査や治療といった慣れないことをする日々を送るよりも、慣れ親しんだ日課を少しでも永く続けていくことが、この方にとっての幸せだったのかもしれません。

「まさか」の時、お医者さんは駆けつけてくれるのか

在宅医療には、ずっと症状が固定していて何年にもわたり定期訪問を続けている患者さんもいれば、大病院での積極的治療を終了し、限られた時間を自宅で過ごし、自宅で最期を迎えることを希望なさる患者さんもいます。

在宅医療を考えるとき、患者家族が最も心配されるのが、「在宅診療の医師は自宅で看取ってくれるのか？」ということでしょう。

この質問に対する答えは「担当医による」です。

なぜなら現代の日本の在宅医療を行う診療所は、そのほとんどの医師が一人で診療に当たっており、患者さんの病状に対し、「ここまでは在宅医療で診られる」という線引きが各医師に任せられているからです。

訪問医の中には在宅診療のリスクを考え、点滴をしないどころか、「点滴をするくらいのレベルの患者さんは入院させる」という考えの医師もいます。

その一方で私もその一人ですが、24時間体制で、呼ばれればいつでも駆けつけながらが

んばっている医師もいるのです。

人の最期は24時間365日、いつやってくるかわかりません。しかも私の場合は、最期を迎える時までを過ごす場所として自宅に戻っている患者さんを複数人抱えていますから、常に亡くなりそうな患者さんがいるのです。

ですからその対策として、私は病院に1時間以内で戻ってこられる圏内で生活しています。大好きなゴルフも近くなら行きますが、だいたい3回に1回は途中で呼ばれて帰ることになります。それでも呼ばれたらすぐに引き上げるつもりでプレーしています。


私はよく開業医仲間の先生方に、「しんどいやろ、大変やろ、どこも行かれへんやろ」と言われていますが、私はそれに慣れてしまって普通になっています。

クリニックをはじめて今年で10年目を迎えますが、私は常に1時間圏内で過ごしてきました。国から在宅医療の限界を今こそ試されていると思うのです。

私は自分の患者さんが急変した時は、場合にもよりますが必ず駆けつけて、救急搬送しなければ無理なのか、自分で診られるのかを確認します。在宅医療も、先生によっては、自分が行ったところで何の検査もできないからと、訪問せずに救急車の手配を勧める医師もいるのです。救急車を呼んでもらった方がＣＴも撮れるし、採血もしてもらえるので「その方が安心だから」と言うのです。

本来、在宅医療支援診療所は、その前提として急変時に駆けつけることになっているのですから、家族の側も「当然、来てくれるんですよね？」と言って問題ないはずです。

しかし実際の現場では、外来患者さんの診療の合間に活動されている医師がかなりいます。また、クリニックの所在地と離れた場所に住んでいる先生もいらっしゃって、夜間の急変には物理的に駆けつけることができないというケースもあるのです。特に「自宅で看取られたい」と希望される場合、そういうことも考えて訪問医を選ぶ必要があるといえます。

在宅医療にはどのくらいお金がかかるのか

在宅医療を検討するにあたり、「お医者さんや看護師さんが家まで来てくれるのだから、かなり高額になるのではありませんか？」とおっしゃる方がいます。なかには高額に違いないという思い込みで、端から諦めてしまったという方もいました。

しかし、基本的に在宅訪問診療は医療保険が適用され、在宅訪問看護は介護保険が適用されます。また、一部の難病や末期がんの方、一時的に点滴が必要になった方、深い褥瘡の方にも医療保険が適用されます。

在宅医療には訪問診療、訪問看護（リハビリテーション）、訪問歯科の３つの医療があります。それぞれ実際にかかった費用のうち、保険負担割合に応じた1～3割が自己負担分になります。また、医療費には上限額が定められていますので、上限額を超えた分に関しては免除されます。

第3章

1　訪問診療費

まず、訪問診療の費用のひと月分の目安ですが、1割負担の方は、およそ上限金額の18000円と考えていただければと思います。

というのは、たとえば75歳以上で介護保険が1割負担の方のところに、訪問診療医が月に2回定期訪問した場合、およそ7000円程度（在宅総合診療費5050円＋888円×2回）で、そこに薬を処方した場合の処方箋料と薬代を全て含めると、処方する薬価と量にもよりますが、上限金額の18000円を超えるか超えないかという程度になる人が多いからです。

2　訪問看護費

訪問看護は、介護保険を用いる場合と医療保険を用いる場合があり、自己負担額が異なります。

訪問介護は訪問の回数によって利用料が変わりますが、たとえば月に8回訪問してもらう場合、医療保険を用いる1割負担の方で自己負担はおよそ7500円、介護保険を用いる方の自己負担はおよそ4000円になります。

図表14　在宅医療に必要なおおよその金額（＊地域によって異なります）

		75歳以上（保険診療1割負担の人の場合）	
在宅医療費	訪問診療費	約18,000円	
	訪問看護費	保険診療の場合	介護保険の場合
		約7,500円（月8回の場合）	約4,000円（月8回の場合）
	訪問リハビリテーション	1,299円／初回 855円／2回目以降	210円／回
在宅介護費	在宅介護サービス	約2,500～3,200円 （要介護3で週2日　1日45分の場合）	

合計　　25,000～31,000円／月

（2020年2月現在）

3　訪問リハビリテーション

訪問看護と同じように訪問リハビリテーションも、介護保険を用いる場合と医療保険を用いる場合で負担金が異なります。

医療保険を用いる１割負担の方の自己負担は１回目が１２９９円、２回目以降は８５５円（時間制限なし）。介護保険を用いる方の自己負担金は１回当たり２１０円（20分）です。

これらの在宅医療のうち、利用したものの合計金額が在宅医療にかかる月々の支払いとなります。

ちなみに、在宅医療を受ける方のほとんどが「在宅介護」のサービスを併用しています。

在宅介護の費用は、たとえば1割負担で要介護3の利用者が週に2回、1日45分の訪問介護サービスを利用した場合の費用は394円／回×2回×4週で、3152円となります（地域によって若干異なります）。

つまり、在宅医療を受けながら自宅で暮らしたいと考えている人が月に負担しなければならないお金は、75歳以上で1割負担の人の場合、およそ在宅医療費1万8000円＋訪問看護費約4000〜7000円＋訪問リハビリ費＋在宅介護費約2500円〜3200円＋食費＋光熱費＋その他居住にかかる費用となります（図表14）。

通院と比べると在宅診療は月7000円程度負担が多い（75歳以上1割負担の場合）

なお、これまで通院されていた人が訪問診療に切り替えると、自己負担はとたんに上がります。

同じ診療を外来で受ければ月に500円程度ですから、それが月7500円程度になる

図表15　自己負担が最も少ないのが在宅医療

個室入院	＜	施設	＜	相部屋入院	＜	在宅

と考えると、「高い」と思う人方もいます。この金額の差は、医師の訪問にかかる手間のほか、「在総診」といって、「呼んだら24時間365日いつでも来るよ」という体制にかかる費用です。

いったん訪問診療をはじめた方の中には、費用負担を考えたり体調を回復されたということで、通院に戻される方もいます。

入院や施設と比べると在宅医療は最も安い

ちなみに入院や施設と比べると、次のようになります。

費用面の負担金額は一般的には、在宅が最も安く、続いて相部屋入院、施設入所（特別養護老人ホーム・老人保健施設・ケアホーム・グループホーム）、そして最も高いのが個室入院です（図表15）。

先日も、しろばとメディカルケアホームに入所された60歳の脊髄損傷の方は、それまで奥様が毎日、昼と晩の食事のたびに1時間〜1時間半付き添って少しずつ食べさせていたそうですが、それが施設入所してからはヘルパーさんが三度三度やってくれるようになりました。奥様に「一時負担の上限は3万円です」とお伝えしたら、その安さにものすごく驚かれていました。ちなみに当院のケアホームの費用には家賃、食費のほか医療保険と介護保険が両方かかりますので、月におよそ15万円です。

40歳未満の人が在宅医療を利用する場合、介護保険が利用できず自費となる

ところで、私たち日本人が介護保険を納付するのは40歳からです。つまり、40歳以下は、介護保険の適用にならず、全額自己負担になるのです。

ですから、もしも30代で要介護状態に陥ると、毎月、多額の負担を強いられることになります。

もちろん、脳卒中などで体に障害が残った場合には、障害者手帳を活用したり、難病であれば難病制度が適用されます。けれどもがんなどの場合はこうした適用がないのです。

75歳以上の人が1割負担で使っているのと同じものを、要介護状態に陥った若者が10倍高く支払うのは実際のところ不可能な場合が多く、家族の支援が必要となってきます。

介護にかかる負担だけでなく、労働世代には、毎月の医療費も、所得に応じて掛かります。3割負担であればがんの治療は毎月5万円を超える負担になり、これが介護と別に掛かるので、本当に大変です。

そのため、20代、30代の若者の中には、もう来月にも亡くなりそうな末期の患者さんであるにも関わらず「通院で診てほしい」とお願いされる場合もあるのです。

最期の瞬間、家族は居合わせなければいけないのか？

これは在宅でも病院でも、どこでも言えることですが、多くの場合、いよいよ最期の時が近づいてくると、それまで支えて来た家族や親族の方は、「死の瞬間に居合わせなかったらどうしよう」「うとうとしているうちに逝ってしまったらどうしよう」という不安を持たれます。特に自宅での最期ともなると、数日前くらいからご家族は献身的な介護をなさり、体力の限界を超えて眠ってしまうこともよくあるのです。

病院でも、家族ベッドを持ち込んで横で寝泊まりする人もいますし、在宅で介護されてきた方は、自宅のベッドの横に24時間、張り付いている方もいらっしゃいます。

そうして最期の時に立ち会える方もいれば、たまたま出かけている間に亡くなってしまうこともあるし、病院で医師から「今日は大丈夫」と言われた日の夜に亡くなることだってあるのです。


在宅での看取りを行っている私でさえ、到着したころにはすでに心臓が止まっていたということも稀ではありません。

もちろん最期の瞬間に居合わせられるのであれば良いですが、私は、死の瞬間にいることが大事なのではなく、そこに至るまでの自宅療養のための環境を作ることこそが大事だと考えています。

看取りを目的に自宅に帰ってくるのではなく、最期の時までをどう生きるか、どんな療養生活を送るかが大事なのだからです。

看取りの瞬間に居合わせること以上に、家族とどう過ごすかが大事です。

先日も、私の施設の緩和ケア病棟に10人ほど見舞客が来ていて、私が行った時にはもう意識のレベルも下がってきていて、「いよいよ」と伝えようかどうしようかと迷ったのちに、「今日じゃないと思います」と言ったら、10分くらいのうちに皆さんは帰って行かれました。

でも、私は「今日じゃない」と言ったのに、実はその日がお迎えだったのです。予想以上にレベルの低下が早いのを確認し、急いで連絡すると皆さん慌てて戻って来られたのですが、最期の瞬間には間に合いませんでした。

でも、皆さんすでにお別れは済んでいるのです。もし医師が10分後と言っているのにそのときに居ないというならば、罪の意識を持つかもしれませんが、医師が「今日じゃない」と言って居合わせなかったのなら、それは仕方のないことでしょう。

施設の場合、看病に当たるのがご本人の奥さんや旦那さんでも、年齢的なこともあって帰られる方がほとんどです。一方、在宅の場合は、最後は奥さんとして、旦那さんとして「がんばって看取って下さいね」と励ましながら見てもらいます。

ご家族の方には、「最期の瞬間を見ていなかった」という思いが心の根深いところにしまいこまれがちですから、私は医師として、そうした思いを和らげるような言葉を掛けたいと思っているのです。

「死亡診断書」についての誤解

「死亡診断書」に関する誤解が広まっているので、ここで触れておきたいと思います。

医師の診察を受けてから24時間を超えて死亡した場合に「医師が死亡診断書を書くことはできない」、または「警察に届けなければならない」と、医師法20条を誤って解釈されていることが多くあります。

こうした誤解を患者ご家族がお持ちになっていることで、とにかく患者さんが亡くなる前に医師を呼んで、その医師に看取りの瞬間に立ち会ってもらわなければ警察が来る、患者さんが解剖にまわされる、と勘違いされている場合があります。

これは完全な誤解です。こうした誤解を解き、適切な運用をするために、厚生労働省が通知を出していますので、以下にそれを引用します。

1　医師法第20条ただし書きは、診療中の患者が診察後24時間以内に当該診療に関連した傷病で死亡した場合には、改めて診察をすることなく死亡診断書を交付し得ることを認めるものである。このため医師が死亡の際に立ち会っておらず、生前の診察後24時間を経過した場合であっても、死亡後改めて診察を行い、生前に診療していた傷病に関連する死亡であると判定できる場合には、死亡診断書を交付することができること。

2　診療中の患者が死亡した後、改めて診察し、生前に診療していた傷病に関連する死亡であると判定できない場合には、死体の検案を行うこととなる。この場合において、死体に異常があると認められる場合には、警察省へ届け出なければならないこと。

つまり、その患者さんが亡くなる瞬間に医師が立ち会えなかったとしても、医師が死亡後にその病によって亡くなったと判定すれば警察沙汰になるようなことはないのです。

それでも、看取りの瞬間には立ち会って欲しいという家族側の心情もあるし、家族が大切な身内を亡くして、まさに息を引き取っているのに何時間もその医療従事者である医師

第3章

が来ないのは、あまり良くないのではないかと考える風習もあります。また、医師の側もそれまで継続的に診察に当たってきた患者さんですから、行って最期を見届けたいという気持ちもあります。

ですから、制度上は死亡の瞬間に医師が立ち会わず、何時間か経過していても何も問題はないので慌てる必要はありませんが、いよいよというときは医師を呼んでいただければと思います。

在宅医療の始め方

在宅医療をスタートされる人にはいくつかのパターンがあります。

①患者さんご本人から、直接ご依頼がくる場合（外来でお願いされるなど）
②患者さんご家族から依頼がくる場合
③退院の際にケアマネージャーさんや病院の地域連携室から依頼がくる場合

読者の皆さんが、在宅医療をスタートさせたいと思った時には、かかりつけの病院の地域医療室を訪ね、ソーシャルワーカーにアドバイスを貰いましょう。

同時に、介護保険の準備が必要です。最寄りの市役所で介護保険の申し込みを行いましょう。介護保険が認可されたら、ケアマネージャーを探し、自宅に必要なベッドや車椅子などの手配をお願いするという流れになります。

ケース6

介護施設への入所と同時に主治医との繋がりが途絶えてしまう

私のクリニックに95歳の男性患者さんが通院されていました。

その患者さんは心臓が悪く、肺に水が溜まるので、毎月レントゲンを撮って、利尿剤を処方し、食事のアドバイスも合わせてしていたのですが、ある日、介護していた息子さんが体調を崩し、それを期に、急遽、施設へ入所することになったのです。

入所先には施設の契約医師がいました。息子さんは私に、その先生に紹介状を書い

第3章

て欲しいと言いました。

けれども、その先生は緊急で診ることが難しい状況をお持ちで、持ち運べるレントゲン機材すら持っていない先生です。私は定期的にレントゲンを撮影することで胸水の管理をしてきました。ですから施設指定の契約医師よりは当院の医療体制のほうが向いていると感じました。

結局、私は息子さんや施設にそうした事情を説明し、私が在宅医として施設に出向くことにしたのです。

入所したら施設の契約医師に変更となり、すべてを任せなければならないと思い込んでいる患者さんがほとんどですが、本来、施設から医師を指定されるのではなく、本人が選べる仕組みが望ましいはずなのです。さもないと、施設に入所したとたん、それまでの医師との繋がりが一切なくなってしまったり、その方に合わせた診療体制が取れない医師の担当になる可能性もあるからです。

また、本来、施設は入居者を迎え入れるにあたり、療養の方向性を施設の医師と確認し、その時点での施設の体制の中で、安全に療養が可能かどうかを評価することも必要だと思われます。

第4章

在宅医療を支援する
スタッフの役割と連携の仕組み

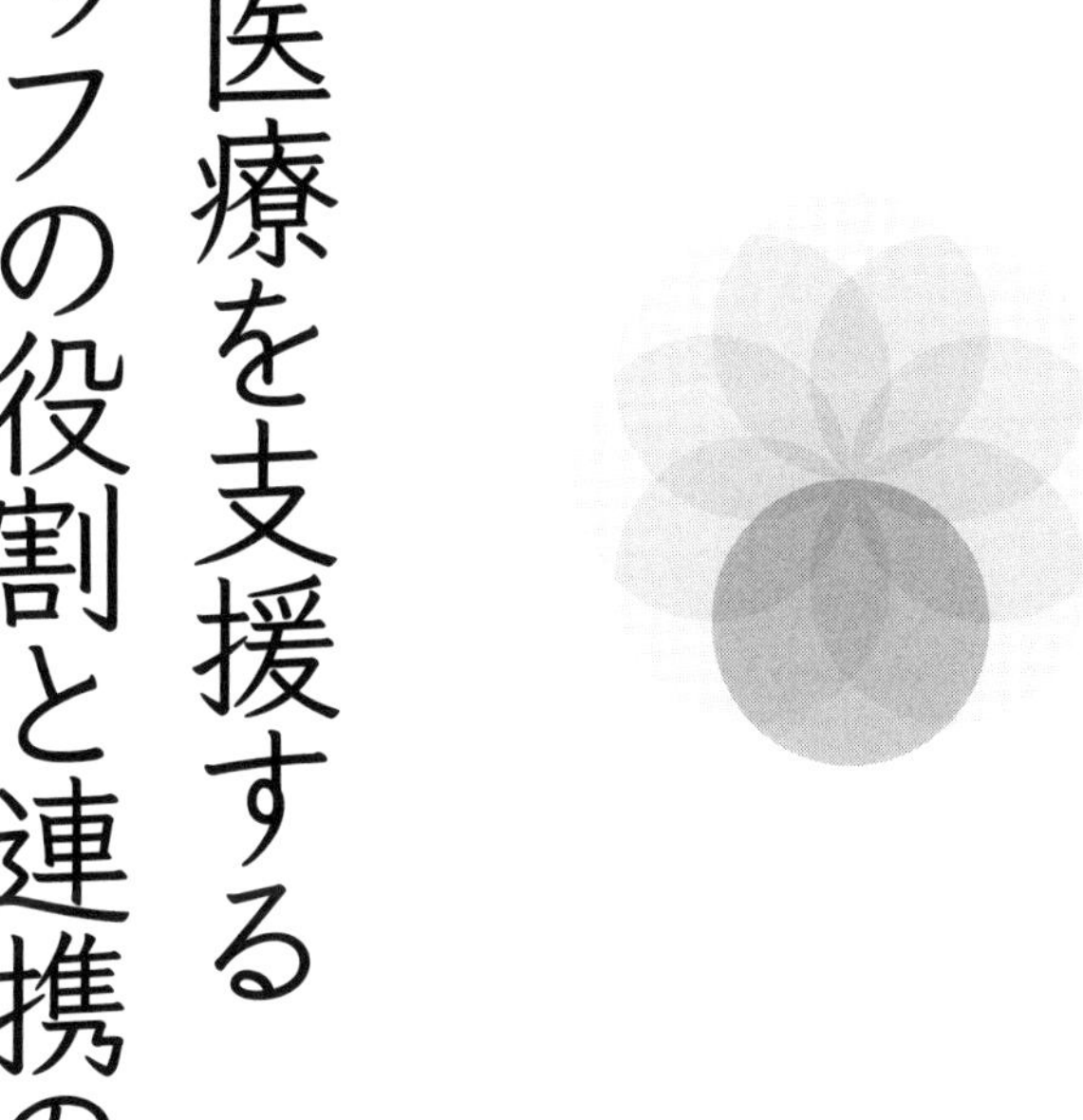

患者を支える様々なスタッフ・家族

第4章では、在宅医療の現場を支えるスタッフを紹介し、スタッフの連携の仕組みについて説明します。

在宅医療は医療関係者、介護関係者の連携によって成り立っています。

医療関係者……訪問診療医、歯科医師、看護師、准看護師、薬剤師、管理栄養士、理学療法士、作業療法士、言語聴覚士など

介護関係者……ケアマネージャー（介護支援専門員）、ケアワーカー・ホームヘルパー（介護福祉士、介護職員初任者研修、実務者研修）、

それぞれの役割は次のようになっています。

〔医療関係者〕

①訪問診療医

定期診療に出向き、疾患の状態、全身状態、精神状態を診て診断や治療、処方を行う。医療面の中心的役割を担う。

②訪問歯科医師

歯科治療を通して、できるだけ長く口腔からの摂食ができるようにする。

③訪問看護師

患者さんの医療的ケアを担う。疾患を抱えていても安定した生活が送れるよう服薬管理、食事について改善制限のアドバイスや運動、リハビリのアドバイスを行う。

④薬剤師

処方に基づき調剤し、患者さんのご自宅へ届けたり郵送したりする。患者さんが薬を処方通りに飲めているか、薬の飲み合わせに問題がないか、副作用などについて確認し、薬剤管理指導の役割を担う。

⑤管理栄養士

食事の内容はバランスよく摂取できているか、患者が抱えている疾患において適切な内容であるかの確認と指導を行う。

⑥理学療法士

関節可動域の拡大、筋力強化、麻痺の回復、痛みの軽減を目的として動作、歩行能力向上、日常生活の自立を目指す。

⑦言語聴覚士

言語訓練や構音訓練、嚥下訓練などがある。多くは高齢者の食事に関する嚥下障害に対して評価し、自分らしい生活を構築できるよう支援する。

⑧作業療法士

身体や精神の機能回復、維持および開発を促す作業活動を用い、日常生活の改善を目指す。

〔介護関係者〕

⑨ケアマネージャー（介護支援専門員）

在宅訪問医、訪問看護師、ホームヘルパー、訪問入浴、デイサービスなど、在宅介護の現場に関わる人の訪問回数を調整し、ケアプランの作成を担う。

⑩ケアワーカー・ホームヘルパー（介護士）

衣類の着脱、食事の介助など、日常生活に介助が必要な患者さんを支援する役割を担う。自宅で暮らす高齢者や障害者のもとに訪問し、家事や介護を担う。

⑪訪問入浴

看護師1名を含めたスタッフが訪問し、専用の浴槽を使って高齢者や入浴の困難な障害者の入浴をサポートする役割を担う。

⑫介護タクシー

介護の必要な人、体の不自由な人が利用するためのタクシーで、車椅子やストレッチャーのまま乗車できる。移動だけでなく、運転手が利用者の介助を行うのが特徴。

⑬デイサービス

主に在宅で介護を受けている高齢者向けのサービスで、送迎付きで食事や入浴、レクリエーションを受けることができる。また、介護をするご家族の負担軽減の役割も果たしている。

一番長く見ているホームヘルパーの「気づき」が患者を助ける

病状や介護度、本人の希望にもよりますが、在宅医療を受けながら自宅で暮らす患者さんの家には、先の項目に挙げたような非常に多くの人たちが出入りするようになります。

訪問医が訪れるのは、症状の安定した患者さんでは月に1回か2回程度と頻度は多くなく、実際の現場はそれぞれの役割を持った人たちによって支えられています。

なかでも患者さんと接する時間が長く、人間関係を深く築くことができるのがヘルパーさんでしょう。定期的に患者さんと向き合っているヘルパーさんには、その患者さんの「少しの変化」を見つけられる機会が多くあるからです。そういった小さな変化に対する気づきが、医師や看護師に伝わることで、早期に対応でき、重症化を予防できるのです。

ケース7

人は死を通してもなお、残された人に教えを残すことができる

ある女性は、ご結婚を期に新たに構えたご自宅に、末期がんのため療養されている母親を迎え入れていました。娘さんのご家族には旦那さんと、小学校の低学年児と幼稚園児の女の子が2人いました。

療養中のお母さんのベッドを居間のど真ん中に置いていたこともあって、療養を開始した当初は、お子さん達がおばあちゃんの様子を見て怖がっていました。私は訪問診療に行った際に「おばあちゃんが話をしているよ」などと子ども達に声をかけて、おばあちゃんの近くに呼び寄せるようにしていました。

子ども達にしてみれば、ベッドに横になっている末期がんで痩せた状態のおばあちゃんを見るのは初めてだし、死が差し迫った人がどうなっていくのか、想像もできなかったと思います。

子ども達の反応を見た娘さんは私に「お母さんを自宅で療養させることで、子どもに悪い影響があるのではないか」と不安を口にされていました。そこで私は、おばあさんが亡くなるまでの経過をお子さんたちが見届けることは、むしろお子さんたちにとって、体験を通じて学ぶ機会になると話しました。

それから数週間が経ち、いよいよ最期、お母さんの呼吸が止まりました。そのときには、子ども達も「おばあちゃん、おばあちゃん」と近づけるようになっていて、２人ともぐったりと力の抜けたおばあちゃんの手を握って、亡くなったということを十分に理解して泣いていました。

私は立場上、多くのご家族のお話を伺いますが、「子どもが小さいから病気の人を家に連れてくることはできない」とおっしゃる人は多いものです。けれどもこの例のように、自宅で亡くなることが、お子さんにとっての学びになるのです。

核家族でおじいちゃん、おばあちゃんと離れて暮らしている現代の子どもには、「人が亡くなる」ということを間近で見る機会がありません。そうした機会がないから、実の祖父母が他界した時も「なんとなく、会えなくなってしまった」というくらいの、ぼんやりとした死としてしか捉えられなくなっているのです。

けれども先ほどの女の子2人は違います。「死ぬ」ということは、それまで温かかった体がくたっとして冷たくなる。火葬されて、お骨になって、だからもう会えなくなったのだ。人が死ぬとはそういうことなのだということを、幼いながらにしっかり理解したのです。

全ての人に死は必ずやってきます。ですから、「どう死ぬか」を考える機会が与えられることは、命には限りがあり、自分はどう生きるかを考える機会が与えられるのと

第4章

同じことなのです。

お母さんを迎えてから見送るまでの約1か月間、娘さんは、子育てに加えての介護で大変だったと思います。しかし、それにも増して子ども達は多くの学びを得たことでしょう。

このように、人は死を通してもなお、残された人に教えを残すことができるのです。

なぜ在宅医療・在宅介護は横の連携が難しいのか

前項で述べたように、在宅医療には、それぞれの業種の枠を超えた横のつながりが非常に大切になります。ただし、残念なことにそうした連携はまだまだ発展途上の段階です。日本の在宅医療は、まだほとんどの地域でクリニックと訪問看護が切り離して運営され、実際のところ、うまく連携が取れていないところがほとんどだからです。

それは当院も例外ではありません。当院でも他事業所の訪問看護との連携を取っていますが当院併設の訪問介護ステーションとの連携のスピードや細やかさには及ばないことも多く、それに近いレベルの連携をどのように取っていくかが課題となっています。

実際、同じグループの中で回さないと、高い医療水準で病状の不安定な患者さんをフォローするのは難しいことも実感しています。

たとえば、うちのグループでは、「ちょっと診に行ってきて」と言えば、診療報酬点数に関係なく看護師さんがすぐに在宅医療のお宅まで車を飛ばして診に行ってくれます。これは同じグループの中にあるからできることでしょう。

訪問看護だけを単体で運営しているようなところは人件費を考えなければやっていかれないため、診療報酬の点数が算定できない部分の動きはどうしてもできないのでしょう。運営方針の違うところと連携することの難しさを感じます。

ケアマネージャーが抱える問題点

また在宅医療では、医療依存度の高い方々との関わりが増えている一方で、それに追いついていないケアーマネージャー（以下ケアマネ）が増えていることも問題です。

なかでも末期がんの患者さんに対しては、がんが進行するにつれて医療的ケアが増すため、医療従事者がどんどん介入していくことで、ケアマネさんが介入しずらさを感じ、距離感が出てくる印象があります。

特にがん患者さんの療養は、生活を支えるしっかりとした介護という土台の上に医療が介入するため、介護と医療の連携にスピードも求められます。また、介入する頻度も高くなり、関わる時間も労力も増えていきます。

ケアマネさんは、要支援・要介護と認定された利用者に対して、年齢や体力に合わせたケアプランを組む役割を果たすとともに、医療的な内容への考慮も必要なのです。

先日も95歳のおばあちゃんに、ケアマネさんが「まだまだ点数があります。デイサービス行けますよ」と勧めて週に5回も行かせたことで、デイサービス疲れで体調が悪くなり、娘さんから「母が家に帰ってからフラフラしているんです」という相談を受けました。

「それは行き過ぎでしょう」と伝えて、週3回に減らしたら、ものすごく元気になりました。

これは個々のケアマネさんの問題というよりも、ケアマネの仕組みそのものを変えないといけない問題だと感じています。

とにかく、利用者の点数をあるだけ使い切らせるというのではなく、利用者の実情に合った利用の仕方をすればケアマネさんの報酬がアップするなど、国の財政面を考えても将来的にはそうした流れになっていくのではないかと思っています。

もう一つ、ケアマネさんの問題に、プランを立てる際の視野が狭すぎることがあります。たとえばデイサービスで少なくとも10カ所以上は知っておいてもらわないと、それぞれの利用者に必要なサービスとのマッチングは難しいのに、ケアマネさんの多くが数カ所のデイサービスの情報しか持っていません。

以前、ヘルパーステーションすら3つしか知らないケアマネさんもいました。希望と必要性を考えてマッチングさせるのではなく、ただケアマネさんが自分の知っているところに通所・入所させてしまうと、後に困ったことになる場合があります。

たとえば、毎年、年末年始は独居でヘルパーさんを頼りに生活されている利用者さんに、年末年始がお休みのヘルパーステーションを紹介すると、ヘルパーさんが「来られません」となって困ることになります。

利用者や家族のニーズに合わないヘルパーステーションを紹介したことで、その利用者さんは年末年始、事業所の都合でショートステイに入ることになってしまうのです。

スタッフの連携がより良い在宅環境を作り上げる

現在の在宅医療の課題のひとつに、医療と介護の連携不足があります。実際に在宅医療を行ってきたなかで、介護側の医療的な知識不足、連携不足が命取りになってしまったケースがありました。

以前、ある独居の患者さんのところに私が訪問診療に行くと、ベッドの上で亡くなられていました。昼間ヘルパーさんが入っていたのではなかったか？　と思って確認すると、「いや、なんか顔色悪いなぁって思ってたんですよ」と言う。「ジトーっと汗でもかいとったんちゃうの？」と聞くと、「あ、かいてましたね」などと言うのです。

こうしたことが、実際にあるのです。

何も医療行為をヘルパーさんに求めているわけではありません。ただ、高齢者は医療依存度にかかわらず急な変化があり、それが命に関わることも少なくないため、最低限必要な知識を身につけて欲しいと思っています。

具体的に言うと、「いつもと何かが違う」ということに、在宅介護に関わる皆さんにはもっと気がついて欲しいし、気がついた時には連絡して欲しいのです。そのためにも、医療と介護の日常的な連携が必要なのです。

病状が安定している患者さんのところに訪問診療医が訪問するのは1か月に1~2回です。もちろんその時には、食事が食べられているか、褥瘡はできていないか、トイレは行けていそうかということを確認しますが、実際にそうした場面に立ち会っているのは介護職の皆さんです。

ですから、たとえば最近、嚥下が難しくなって誤嚥しそうだな、褥瘡ができそうだな、というようなことを見つける目を介護職の皆さんにも身につけて欲しいし、変化に気がついたら教えて欲しいのです。

これは別に、高度な医療の知識を身につけて欲しいということではありません。素人として知っておいてもらいたいレベルの、言うならば「家庭の医学のプロ」を目指してもらいたいのです。

あるときは、往診に行ったら点滴が逆流していました。着替えを介助したヘルパーさんが、点滴のボトルを心臓の位置より低くしてしまい、血液が逆流してしまったのです。また、ベッドの高さを変えることで点滴との落差が変わるため、点滴が早く落ちてしまったということもありました。

点滴ボトルはなぜ吊ってあるのか、どうすると逆流してしまうのか、ということを知っていたら防げたことです。点滴は溶剤の高さとクレンメ（スピード調節）で落ちる速度が決まるなど、そういう基礎知識を持ってベッドの上げ下げをしてもらいたいのです。

さらにある患者さんは、バルーン（膀胱から管で出したおしっこを貯めるバッグ）に結晶ができ、詰まって朝から全くおしっこが出ておらず、膀胱がパンパンになって高熱が出ていたことがありました。私が夜中に確かめに行ったら、おしっこが出ていなくて、下腹部を押してみたら大量に出てきました。

この患者さんも、日中に何人ものヘルパーさんが入れ替わりで入っている方でしたから、そうしたことに気がついてくれるヘルパーさんがいたらと思うのです。

この時は、発熱の報告を受けて私が診に行きましたが、医師が呼ばれるのは何かあった時がほとんどなので、やはり2週間に1度程度の私よりも、一番よく見ているヘルパーさんに気付いてもらえたらと思うのです。

多くのヘルパーさんは、「血圧が低いから足を上げておきました」と言いますが、足を上げていい場合と悪い場合があるし、「サチュレーション（酸素飽和度）が低いから酸素上げておきました」と事後報告されても、それが悪い場合もあるのです。それを判断して欲しいということではなくて、「いい場合も悪い場合もあるから医師に確認する」という基本知識を理解してもらえたらと思うのです。

たとえば、実の両親を介護されている方などは、患者さんは何の病気で、そのためどんな薬を処方され、そのおかげでどのように症状が改善されているかといったことや、少しずつ病状が進行し、どうなっていくのかを想像されたりしています。

親子であるからできるレベルもあるとは思いますが、ヘルパーさんも経験を積み重ねる中で、そういった医療的な興味を少しでも持ってもらえたらと思います。

「やお多職種連携の会」が定期的に交流会を開くワケ

ところで、在宅診療を受けている患者さんの生活面を支えているのは、医療関係者ではなく介護関係者です。ケアマネージャー、ホームヘルパーなどがその人の生活を支えるのが先で、その安定した生活があってこそ在宅での医療が成り立つのです。

本来、そうした安定した生活の土台の上に乗っているのが医療なのです。

だから、本来であれば、その患者さんの今後をどこで療養するのかといったことを、まず医療的なケアありきではなく、介護従事者が介入し、連携をはかることで安定した生活を確保することを最初に考えるべきです。そして、安定した生活が確保されたうえで、在宅での医療の介入について考慮されるべきなのです。

けれども在宅医療の実際の現場では、ホームヘルパー、介護士などのピラミッドの頂点に医者を置いてしまっているので、それが間違っているのではないかと感じています。そもそも医師は職人で、「困った時に主治医を呼んでください」というように活用するものであって、その医者が率先して療養環境を整えるということではないように思うからです。

そうした問題の解決策として考えたのが、「やお多職種連携の会」です。文字通り医療と介護の事業所同士の垣根を取り払った交流の会です。

ケアーマネージャー、ヘルパーステーションの方、訪問看護師、デイサービス、デイケア、医療従事者など、毎回参加されたりされなかったりの形で、数十名が職業の垣根を超えて参加されています。

ここでは毎回、たくさんの名刺交換が行われ、ケアマネさんが地域のヘルパーステーションやデイサービス、デイサービスなどの情報を得るなど、横のつながりを構築されています。

また、交流会以外にも、会主催の勉強会や講演会なども随時開催しています。

私はこうした活動を続けていくなかで、連携を深め、患者さん・ご家族のニーズにあった生活面のサポート、医療面のサポートが提供できる体制を整えていきたいと考えているのです。

家族の役割

在宅医療を行う上で、家族の役割は大きなものがあります。

在宅医療を始める段階で最も大切なのが、家族の理解です。現実問題として今、在宅医療を行うことができている患者さんは、家族の理解の得られた患者さんです。

実際、患者さんの最期のときを自宅で迎えるご家族の多くは、いよいよとなってからの2、3日をずっと見守っていらっしゃる方が多くいます。最後の数日は、寝ずの看病でフラフラになられるご家族も多いのです。

けれども逆に言うと、最後の数日以外のところは、患者さんに必要なサポートの大部分に在宅診療・在宅介護などの仕組みが活用できるのです。

今、在宅医療を受けながら自宅で看取りまでできている人は、一緒に住む家族が頑張れる人だけです。もしくは、独居の人は、ヘルパーさんが入るので看取れます。

頑張る家族の家は看取れて、頑張れない家族の家は看取れないけれども、独居の人はへルパーさんの助けで看取れるということは、つまり、家族だけでは頑張れないと思うご家族に、ヘルパーさんが入ることを理解してもらえたら、自宅で看取ることができる、ということです。

ほとんどのご家族が、自宅で看取れないとおっしゃる原因には「不安」があります。

「私たち家族はオムツ替えもできないし、夜中に熱を出してしんどいと言われたら、どうしていいかわからない」というような不安から、自宅で過ごすのは無理だ、と考える人が多いのです。

けれどもこれらの問題は、在宅医療と在宅介護の仕組みを活用すれば、十分対応可能なのです。それは独居の人が在宅看取りできていることからも明らかです。

オムツ替えは、朝、晩にヘルパーさんが取り替えに来てくれるし、嚥下の問題で柔らかいものでなければ食べられないのであれば、ヘルパーさんが来て柔らかく調理してくれるし、食事に介助が必要なら、それもお願いできます。お風呂は訪問入浴が来て、入浴させてもらえるし、医師が定期的な訪問に加えて、具合が悪くなれば駆けつけるのです。

私はご本人やご家族に、こうしたサービスの存在をしっかりお伝えすることができれば、もっともっと多くの方が、最期に自宅に帰って来られるのではないかと考えています。

図表16　諸外国の在宅死亡率

	スウェーデン	オランダ	フランス	日本
総人口*	903万人	1,632万人	6,087万人	12,776万人
高齢化率*	17.3%	13.8%	16.4%	20.0%
子との同居率**	5%	8%	17%	50%
高齢者単独世帯率**	41%	32.5%	32%	15%
在宅死亡率** ※	51.0%	31.0%	24.2%	13.4%

出典：* OECD Health Data 2007、** 医療経済研究機構「要介護高齢者の終末期における医療に関する研究報告」（2002）を参考に厚生労働省にて作成。

日本の在宅看取り率はおよそ13・4%ですが、スウェーデンでは約50%が自宅で最期を迎えているのです。日本政府も超高齢社会への対策として、病院ではなく在宅で看取る方向に舵を切っており、地域差は大きいものの、整備が進んでいる地域では、すでに在宅医療や在宅介護の仕組みがあります。厚生労働省は、在宅看取り率を全体の4割にするという目標を掲げていますが、そうした未来も不可能ではないはずです（図表16）。

残された課題は、国の制度としては整っている在宅看取りを、現実にもっと選ばれるように在宅医療のレベル、在宅介護のレベルを高めること、そしてご本人・家族の皆さんへ在宅医療について知ってもらう必要があるのです。

実際、在宅医療や在宅看取りのこうした仕組みは、まだまだ一般に知られていないという現実があります。つい先日も、がんで自宅に療養に帰って来られた患者さんが、病院のソーシャルワーカーから当院を紹介され、「夜中でも駆けつけてくれるような先生がおったんや。もっと早くに知ってたらよかった」とおっしゃっていました。

まだまだ一般の知名度が低いことを反省するとともに、本書を発行することもその一つですが、在宅医療・在宅看取りを知ってもらうために活動していきたいと思います。

在宅介護をしている家族のためのサービス

介護保険には、在宅介護を支える家族のためのサービスもあります。

介護に大きな負担を抱えたご家族が、まず最初に相談するべきは、ケアマネさんです。ご本人の状況や支えているご家族の状態を伝え、介護するご家族の負担を減らせないか、ケアプランの見直しをするのです。

短期入所生活介護や小規模多機能型居宅介護など、ご家族が一時的に離れ、介護から休息を取れることを目的とした利用ができるプランもあります。

そのほかにも、行政によっては、その地域で介護をしている人たちが集まる座談の場を設けているところが多くあります。

介護は時として長期間にわたり、介護する側が体調を崩したり、日常生活のなかで介護に比重が片寄ってしまうことがあります。その結果、仕事を辞めざるを得ない、いわゆる介護離職も社会問題になっています。

厚生労働省では介護休業給付制度を作り、企業が介護と仕事の両立を支援するよう後押ししています。

現在のところ、在宅医療はご家族の同意と協力があってこそ成り立つものです。必要であれば「ＳＯＳ」を口にするのも大切です。決して我慢して抱え込まず、人の助けを借りてください。

ケース8

生前葬を目標に自宅に戻られた男性

71歳の男性患者です。

男性は胃がんの宣告を受けてから4年間、手術、化学療法、放射線療法に励まれました。

肺転移、リンパ転移、脳転移を認めてもなお、諦めることなく治療されていました。

その後、脊髄まで転移し、下半身不随状態になりました。

バルーンを留置され、車いすの状態で「余命2〜3か月」という宣告を受けた男性は、生前葬をすることを目標に、奥さんと二人暮らしをしている自宅へ帰りました。

奥さんは、ご本人への気遣いもあり、普段通りの生活を送ることを目標に、それまで通り習い事を続け、介護面はヘルパーさんを積極的に導入しました。

退院してからの1か月間、男性患者はガンの痛みやしんどさがあるにも関わらず、リビングに生前葬のための資料を山積みにして、生前葬の準備をしていました。

生前葬は大阪市内の大きなホテルの会場で、看護師、介護士の付き添いのもと行われました。途中で痛みが出ないかと心配されていましたが、式の始まる直前に鎮痛剤を内服され、安心されたようです。式の間は痛みを訴えることもなく、無事に終えることができました。

式が終わった後も、パソコンの中の整理や銀行関係の整理などに追われる日々を過ごしていましたが、徐々に褥瘡が悪化し、痛みが強くなってきたこと、倦怠感が強くなってきたことから、最終的に医師による鎮静をご自身が希望されました。

医師の予想していた余命のとおり、自宅に帰られてからピッタリ3か月で他界されました。

第5章

自宅で最期を看取れる医師を増やしたい

最期を受け止められない病院はない

大学病院などのがん拠点病院の看護師さんが、しろばとクリニックに見学に来ることがあります。

ある看護師さんは、今まで長い間、がんの患者さんに関わってきたけれど、患者さんの「退院した先のこと」を知らないので、当院に来て患者さんの「その先のこと」を勉強してみたいとおっしゃいました。

看護師も医師も、大学病院のがんのスペシャリストと言われる人たちも、治すための治療については詳しくても、終末期の緩和ケアについては、あまり知らないのではないかと思うことがあります。

かつて、「がんで亡くなるのは医療の敗北だ」と言った医師がいましたが、医師の多くが治すための治療には熱心でも、余命いくばくもなくなると、患者さんとしっかり向き合うことを避けて病室に行く回数が減ってしまう傾向があります。

それでも全ての病院で看取りを行っており、最期を受け止められない病院はないのです。それではなぜ、病院は患者の最期を受け止めることができるのでしょうか。それは、病院には24時間体制で医師または看護師が常駐し、24時間365日、昼でも夜でも祝日でも、誰かしらかが駆けつけるシステムがあるからです。

しかしその一方で、日本に数ある診療所のうち、積極的に「看取り」を行っているのは少数です。ほとんどの診療所が外来のみ、もしくは訪問診療するのは、症状が固定した患者さんが中心なのです。その理由は、ほとんどの診療所は医師が一人体制であり、病院のように365日誰かしらが居るというわけではないからです。

そもそも、病院と診療所の区別は、ベッドが20床以上が病院、19床以下が診療所というようにベッドの数で分けられますが、日本に歯科を除いた約10万施設ある診療所のうち、ベッドがある診療所はたった7千施設ほどなのです（平成29年度厚生労働省調べ）。つまり、日本のほとんどの診療所には入院して病気を治療する機能はありません。

ですから在宅診療、在宅看取りの政策を進めるためには、診療所と診療所が連携し、複数の診療所の医師で一人の患者の看取りの際に駆けつけることのできる体制を整えることが必要なのです。

ケース9

入院して最後の数か月を病院で療養する必要などなかった

ある大学病院に入院している末期がん患者さんの娘さんから、電話がかかってきました。

その患者さんはがんの闘病生活を通院治療で2年間続けてこられましたが、その年の9月に布団の上で転倒し、救急車で病院に運ばれました。抗がん剤治療もしており、倦怠感も強く、ふらつくしということでそのまま入院。病院で療養しているうちに、筋力が落ちて歩けなくなってしまい、車椅子を使用して、10月に退院されました。すると今度は熱が出て、また1か月半の入院をされていました。

12月になって、病院の医師が「もう余命1か月ないですよ、ここで療養しますか?」と娘さんに相談しました。娘さんは、「あと命が1か月もないのなら、家に連れて帰りたいです」と答えたそうです。

それから娘さんがインターネットで在宅訪問診療をしてくれる診療所を調べたとこ

ろ、当院がヒットして、早速電話をしたのだそうです。

連絡を受けた当院の看護師が、すぐにその大学病院まで退院調整に出向きました。

結局、自宅に帰られた7日後に患者さんはお亡くなりになったのですが、娘さんは何度も「もっと早く、在宅医療を知っていたらよかった」とおっしゃっていました。

なぜかというと、9月に入院した時は転倒しただけで、自宅にベッドを入れれば十分自宅で過ごせたし、10月、11月の発熱も、その原因であった尿路感染は、抗生剤を点滴することで、家で診れるものだったからです。

「入院して、最後の何か月を病院で療養する必要などなかった」と悔やまれていたのです。

残念なことに、当院にやってくる9割の方が、「在宅医療で夜中でも来てくれる先生がいるなんて知らなかった」とおっしゃいます。

ですから私はあえて、なるべくいろいろなところで「当院ではこれだけの医療処置ができて、こうしたことができます。訪問看護も毎日できるし、夜中もできるんですよ」という話をするようにしています。在宅医療を知ってもらうことで、「それなら家で安心だな」と思ってもらうためです。

この娘さんのように、在宅訪問診療について知らずに後悔する人を減らすよう、これからも認知してもらうための努力を続けていきます。

在宅での看取りを行っている診療所は日本にどれくらいあるのか

平成27年現在、在宅医療支援診療所として届出を行っている診療所（クリニック）は1万4562施設、在宅療養支援病院の届出数は1074施設あります。

「そんなにあるの？」と思われるかもしれませんが、図表17を見てください。クリニックも病院も約8％は届出しているものの、一人も訪問診療を行っていない施設が8％、そして一番比率が高いのが1～9人なのです。つまり、訪問診療の届出は出しているものの、

図表 17　在宅療養支援診療所と在宅療養支援病院の届出数の推移と診療状況

在宅療養支援診療所

○　在宅療養支援診療所の届出医療機関数は概ね増加から横ばいである。
○　在宅療養支援診療所のうち、訪問診療を行っている患者数が「1～9人」の医療機関が最も多い。

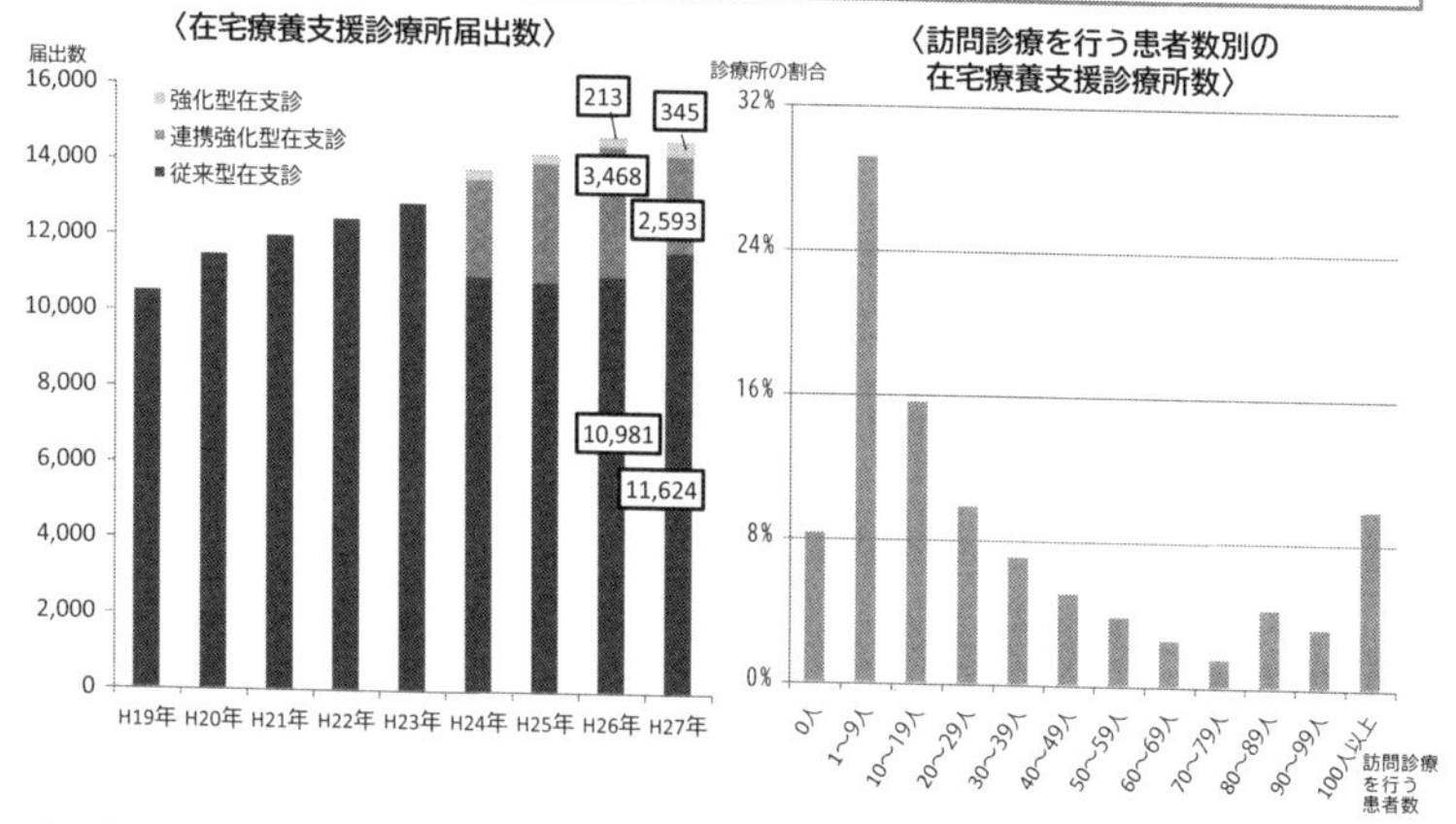

在宅療養支援病院

○　在宅療養支援病院の届出医療機関数は概ね増加から横ばいである。
○　在宅療養支援病院のうち、訪問診療を行っている患者数が「1～9人」の医療機関が最も多い。

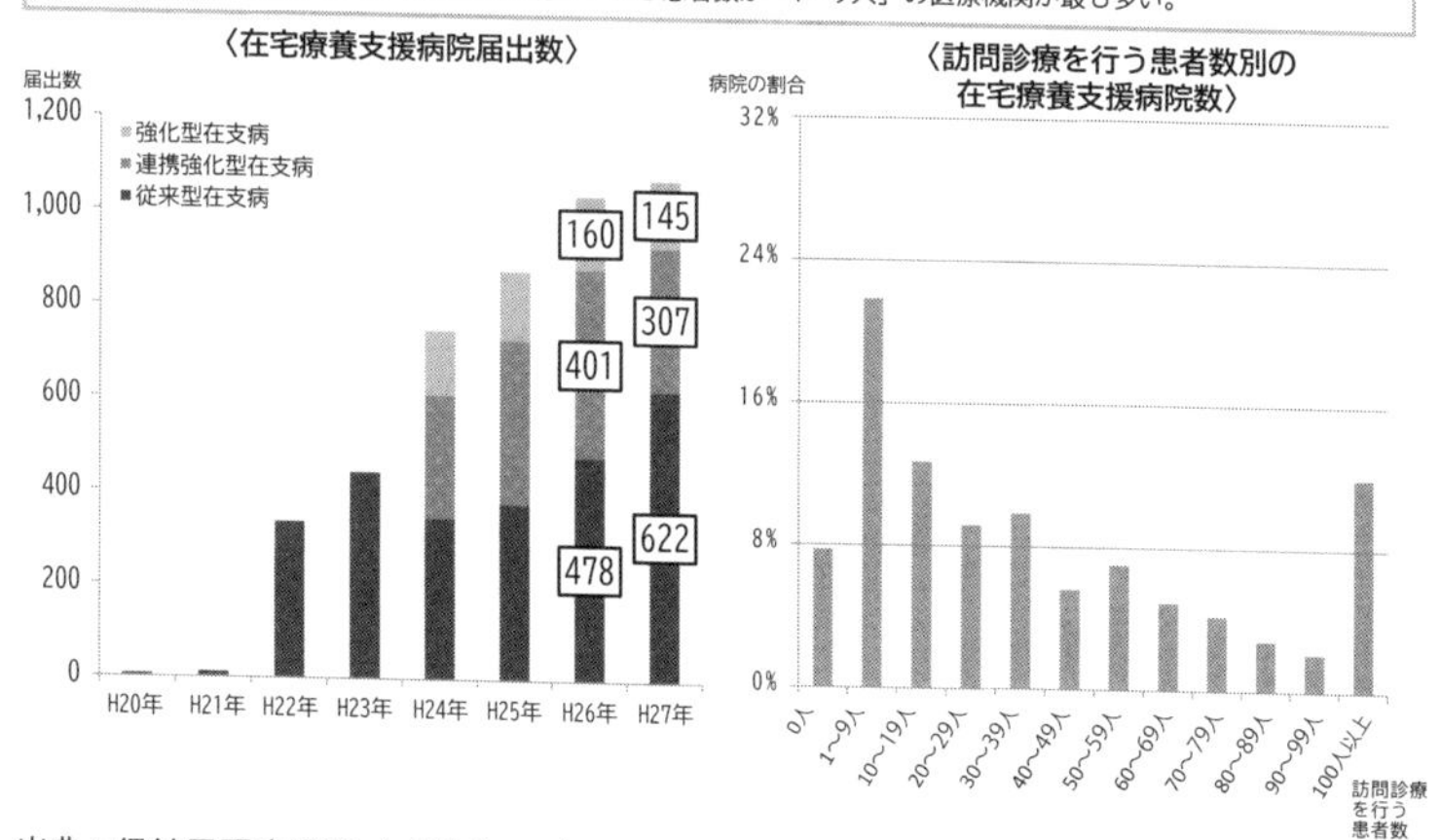

出典：保健局医療課調べ（平成 27 年 7 月 1 日時点）平成 26 年度検証部会調査（在宅医療）

実際はほぼ行っていないというクリニックも多いということがわかります。

また、『さいごまで自宅で診てくれるいいお医者さん』（朝日新聞出版）という雑誌によると、ここに掲載されている診療所の件数が２１１４件。さらに、ほとんどのクリニックでは看取り件数が年間二桁、中には一桁のクリニックもあります。

患者の人数の割合に対して、年間の看取り件数が極端に少ないクリニックも多くありますが、これは看取りを前提として診療しているというより、たまたま患者が冷たくなって発見されたケースであるように思われます。

看取りを前提とした患者さんの診療を一人でも受け持つと、訪問診療医はどこにも出かけることができなくなることがあるため、看取りを前提とした患者を担当するには覚悟が必要となります。

つまり、積極的に看取りまでしているクリニックは、まだまだ少ないというのが実際のところなのです。

在宅患者を看取る医者はなぜ増えないのか

これまで述べてきたように、これからの日本は、在宅医療での看取りが「死に場所」の主流になっていくことになると予測されていますが、その一方で、訪問診療医の数も、実際に看取りを行っている訪問診療医の数も、伸び悩んでいる現状があります。

この問題の根底には、訪問医療を行っているのは医師が1人〜数人のクリニックだという状況があります。その一方で、訪問診療医には、患者からの呼び出しがあった場合には、24時間365日、いつでも駆けつけて診るということが義務になっているのです。

ですから、たとえば医師が一人しかいないクリニックの先生が、24時間、365日すっ飛んでいくのは現実的ではありません。

実際のところ、在宅で看取りを行っているクリニックは、「頑張り屋の先生がいるから看取れている」というのが実態なのです。

これでは訪問診療医は一向に増えません。こうした現在の制度が抱えている問題を解決するために、診療所と診療所が連携を図り、診療所間で24時間365日の緊急呼び出しに備える連携システムが必要です。そして在宅診療を行っているクリニックどうしが「連携」し、当番制にするなどして、どの先生でも、頑張らなくても普通に看取れるシステムが今後求められてきます。

実際、保険点数には「連携加算」という項目があり、地域のクリニックと連携することによる報酬アップが行われています。

しかし、問題なのは、そうした連携が、今の時点では連携加算という形を作るためだけの連携に終始し、実際には看取りはあまり行っていないけれど連携はしているというクリニックが大多数であるということなのです。

私は呼び出しに備え、訪問診療を開始してからの10年間、常に八尾市から1時間圏内で過ごしていますが、こういった生活が正しく良いことだとは思っていません。

在宅医療で看取りを行ってる先生を増やしていくのであれば、その先生の生活も大切にしなければならないと思うからです。たまには気分転換などの旅行にでも行き、ゆっくりされる機会も必要だと思います。

病院に「看取れない病院はない」のは、看取るシステムがしっかりしてるからです。

図表18 在宅療養支援診療所医師の24時間体制への負担

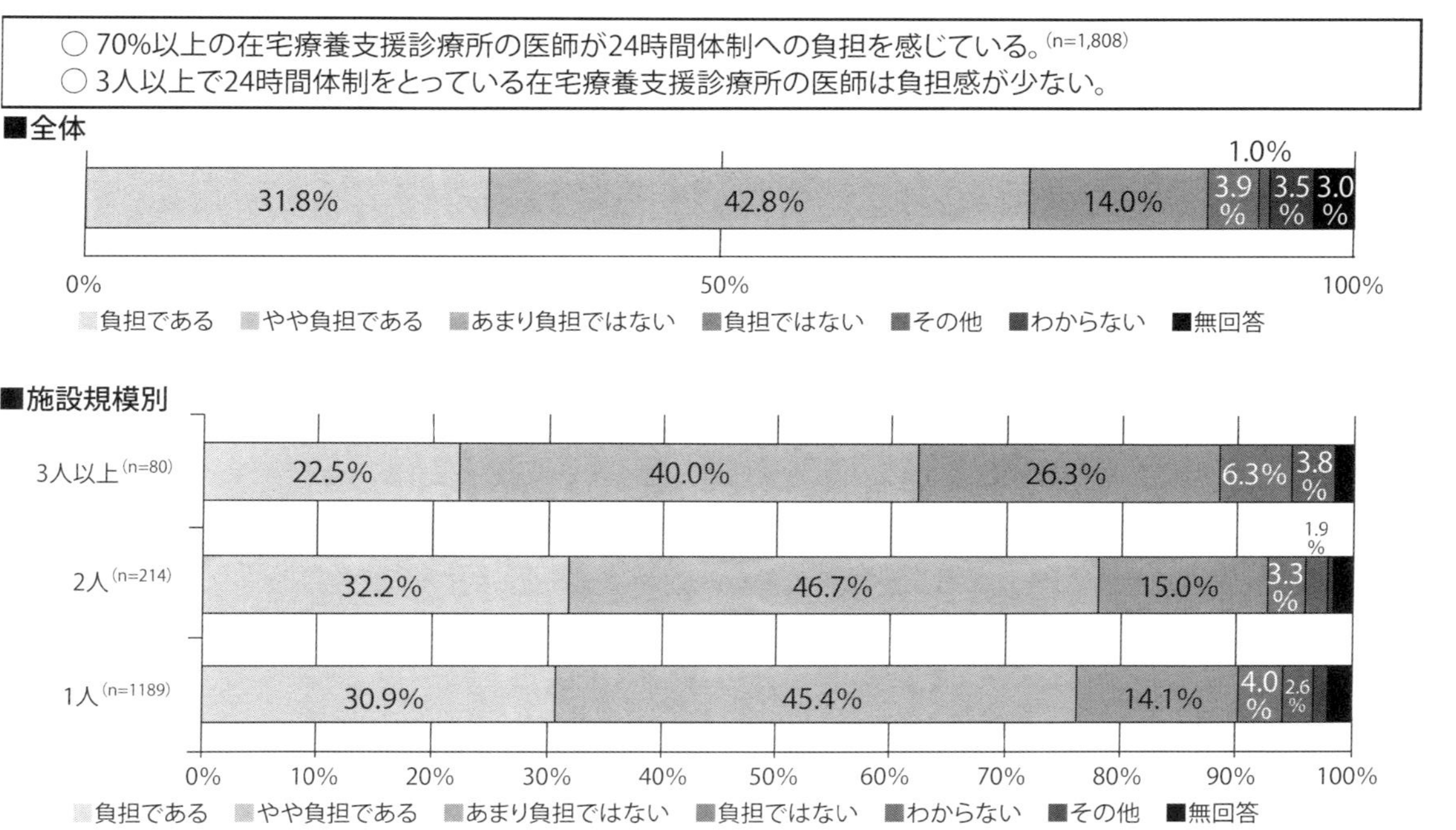

出典：日本医師会総合政策研究機構「在宅医療の提供と連携に関する実態調査」在宅療養支援診療所調査

第5章

図表 19　在宅医療推進にあたっての課題

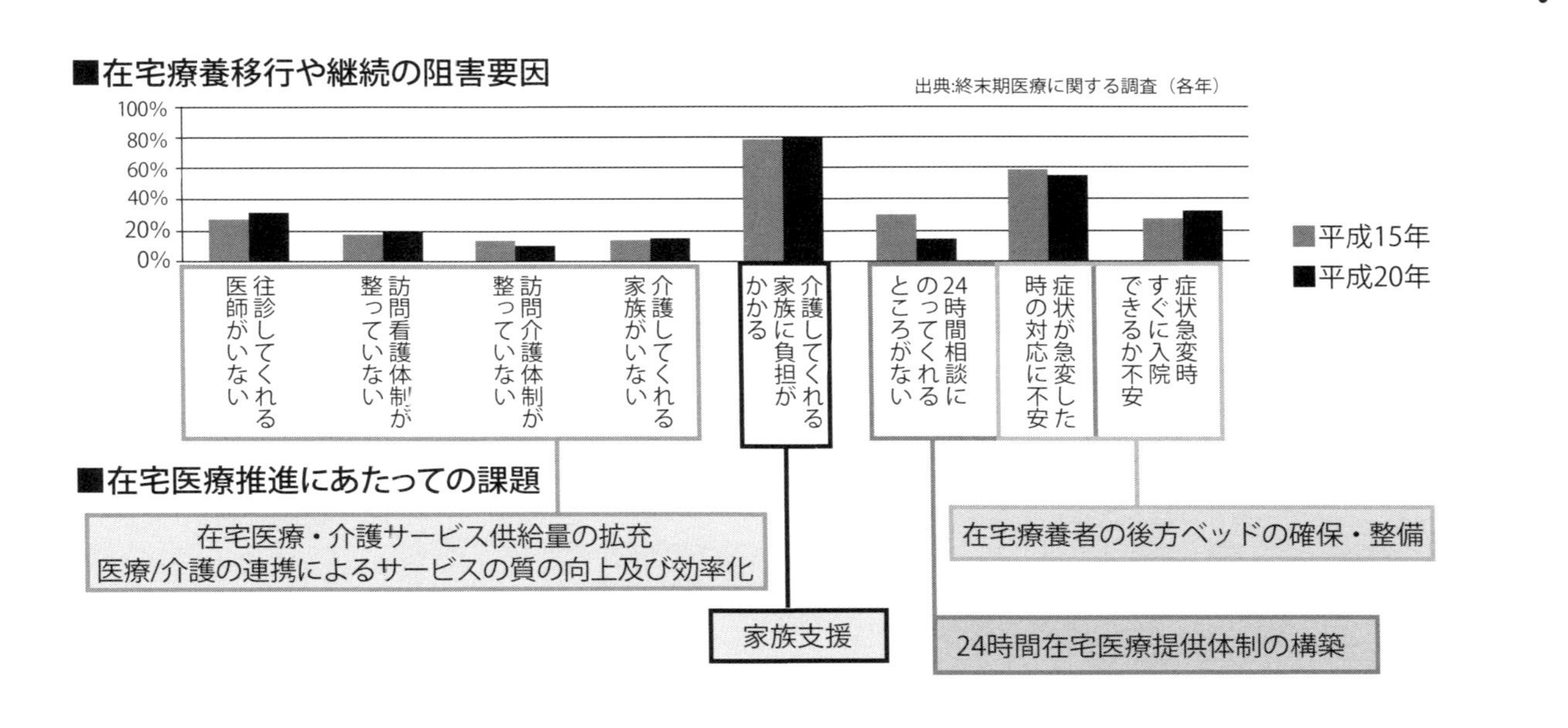

30%程度の人が、「往診してくれる医師がいない」と回答している。訪問診療医の確保は急務である。

図表20　在宅療養患者が在宅を選択した理由

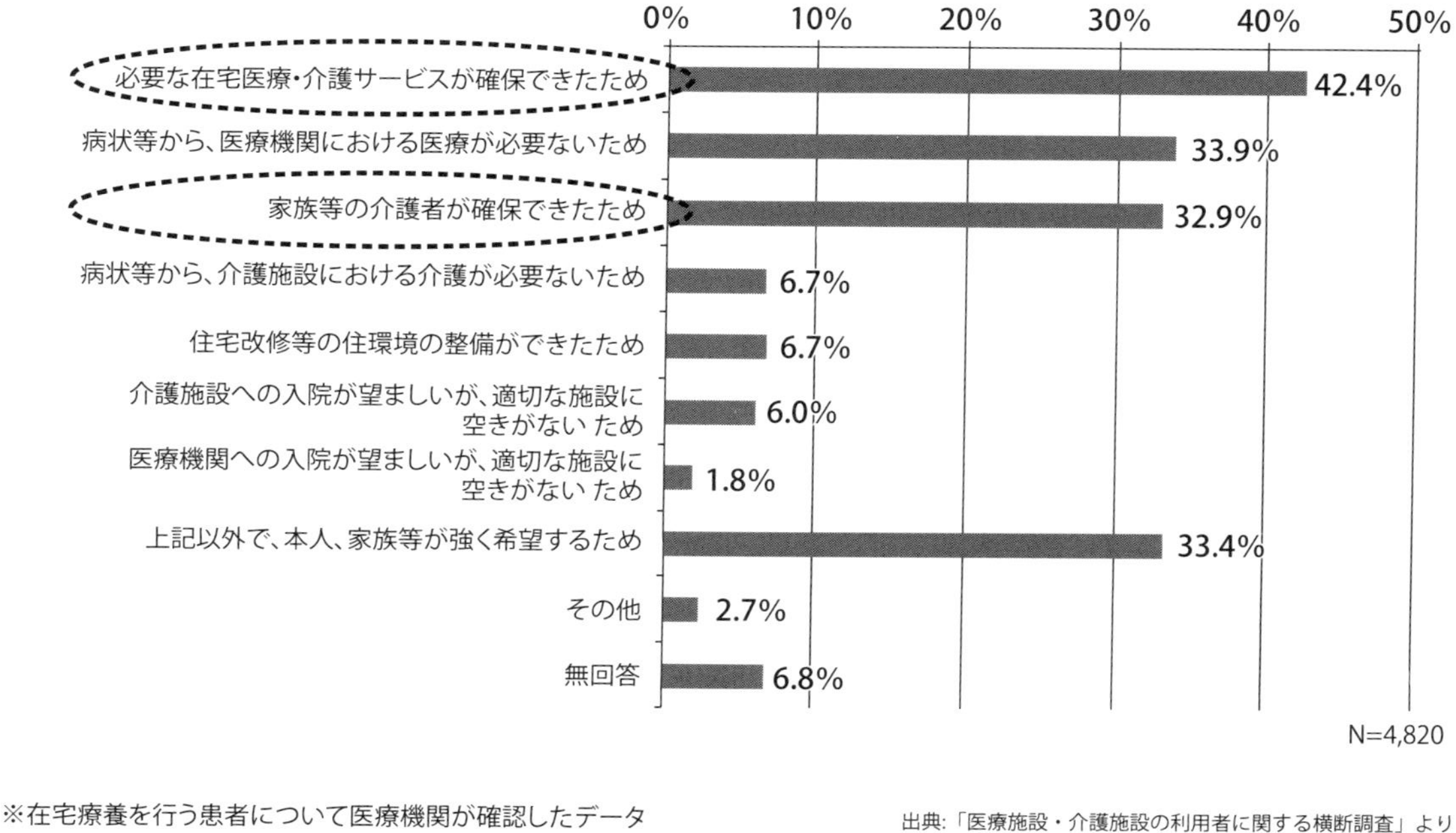

※在宅療養を行う患者について医療機関が確認したデータ

出典：「医療施設・介護施設の利用者に関する横断調査」より

第5章

それと同様に、在宅医療でも「看取れる連携システム」をしっかり構築しなければなりません。

私の願いは、訪問診療をやっている医師が、(頑張ってではなく)普通に看取れるシステムができるような国になって欲しいということです。そのためにも八尾市の在宅医療を充実させ、日本中のモデルケースにしていきたいのです(図表18、19、20)。

緩和ケア病棟でやっているケアを在宅でできる医師を増やしたい

緩和ケアの長い歴史を振り返ると、昔、末期がんの患者さんのケアは医療のレベルを超えたものだと考えられ、余命宣告を受けた患者さんのスピリチュアルなケア(精神的なケア)にかかる費用は、全額患者さんの負担でした。

そこから時を経て、一般の保険診療で見切れない末期患者さんを他の医療とは切り離してスタートさせたのが、緩和ケアのはじまりです。

ですから今も、緩和ケアの対象となる人は、余命や病気をしっかり理解していて、死に対して不安を持たれていたり、がんによる痛みなどによって医療的なケアが必要な方が前提になっているのです。

逆にいうと、病気が告知されていない人、認知症などで病気の認識がない人は入りにくい場合があり、そうした人の多くは療養型病床の対象となります。

一方、緩和ケアが得意とするものもあります。それは、緩和ケア病棟では疼痛コントロールが多くなされていることから、医師に医療用麻薬の経験が豊富であるという点です。

この点は残念ながら、在宅医療を行っているほとんどの医師はかないません。なぜなら、大多数の在宅医療の先生は、看取りを前提として診ているわけではなく、麻薬の知識や経験は、地域のクリニックで外来を行っている先生方と変わらないからです。

たとえば在宅診療を行っている先生が、患者さんの一人に「痛い、痛い」と訴えられた時に、その在宅医に麻薬を処方した経験が少ないケースはよくあります。ですから経験が少ないうちは麻薬のいろいろな使い分けがうまくできないことも多く、四苦八苦しながら処方することになります。

実際、自宅から緩和ケア病棟に移られた方に理由を尋ねると、「在宅医による自宅療法で疼痛コントロールが上手くいかなかったから」という人も少なくないのです。

私は、それまで自宅で療養されていた患者さんも、疼痛コントロールだけのために入院するのではなく、自宅に緩和ケアをできる医師が訪問して、疼痛コントロールも自宅でできるのがベストだと思います。

ただし現時点では、自宅で緩和ケアのできる医師は限られており、環境が整っているとは言えません。

在宅医療にとって疼痛コントロールは、これからの課題だと言えます。

全国的にも、地域によっては、そもそも在宅で看取る医師がいないところも多数存在します。そのため、日本は在宅診療医の数を増やそうとしていますが、それと同時に、疼痛コントロールのできる医師を育成していかなければならないのです。

緩和ケアの長い歴史に比べ、在宅訪問診療は2006年にスタートし、2016年に厚生労働省が診療報酬を改定して在宅訪問医を増やそうと舵を切ったばかりの、まだまだ歴史の浅い診療です。けれどもその分、伸びしろは沢山あるのです。

ケース10

訪問診療の存在を知らなかった患者さん

ある76歳の男性です。

すい臓がんのため病院へ入院していましたが、12月29日、年の暮れに退院するのでと急遽、当院へ依頼がありました。

依頼が急だったのは、「お正月にどうしても自宅で過ごしたい」と患者さんが望まれたからです。その日のうちに訪問診療を開始しました。

この患者さんは、その年の4月に高血糖状態を認め、CT検査ですい臓に腫瘍が見つかり、7月には膵全摘術を受けていました。

しばらく退院されていましたが11月20日に黄疸を認め、黄疸に対して内視鏡下でステント留置する治療を受けました。しかし腹水が貯留し、食欲もなくなり、栄養状態が悪化。余命3週間程度と聞かされ、その当日に帰宅されました。それが12月29日のことです。

その日は、患者さんが帰って来られた時間も遅く、私が訪問した時間は、夜の7時を回っていました。遅いスタートとなりましたが、お陰で初回の訪問でお話する時間をしっかり取ることができました。

お話の中で私たちスタッフが一番びっくりしたのは、「訪問診療の存在を知らなかった」と言われたことです。24時間、365日、緊急往診できる体制についてお伝えすると、患者さんご家族も、びっくりされていました。

4月にがんと宣告され、大変な思いをしながら、娘さんの車で1時間以上かけて通院されていたこと。調子が悪くても次の診察日まで我慢していたこと。11月に緊急入院したときも、奥さんと娘さんが2人がかりで患者さんを抱えて車に乗せたことなど、それまで一家の大黒柱だったご主人が倒れ、誰も相談する人がいないまま、過ごしてきた不安な日々のことを沢山話して下さいました。

この日の自宅診療で腹水穿刺したところ、数日の間は食事を食べられるようになりましたが、1月3日ごろから傾眠傾向が強くなりました。

そして1月8日、ご家族に見守られながら眠るように永眠されました。

このご家族は、インターネットで在宅訪問診療について知り、当院に連絡を下さいました。急なご依頼でしたが、依頼を受けた当日に訪問を開始できました。そして、短い期間でしたが、ご自宅で過ごすことができました。

「もっと早く在宅訪問診療の存在を知っていたらよかった」

「もし知っていたら、通院の間の不安な毎日はなかっただろう」

ご家族は、そうおっしゃっていました。

また、11月の入院が相当辛かったようでしたが、もしかしたら入院しないという選択肢もあったのではないかとお話しされていました。

第5章

第6章

私の在宅医療奮闘記

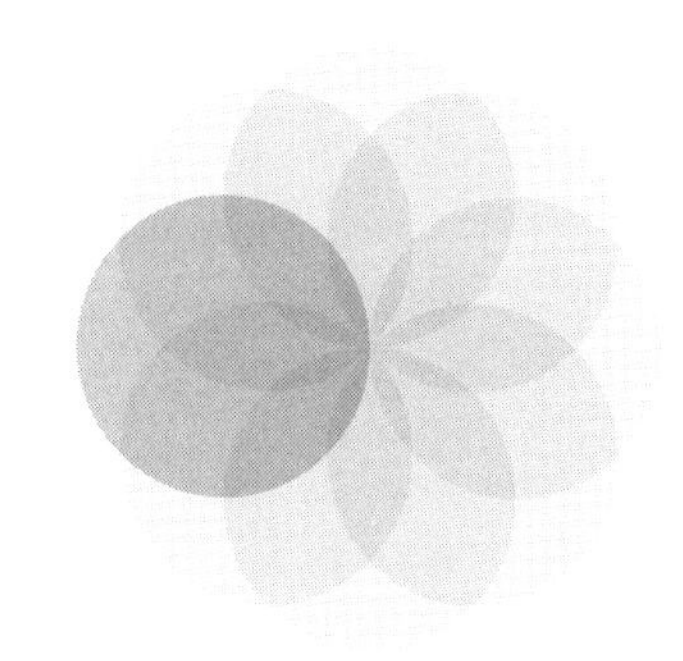

患者さんとの関係性を構築するには傾聴が欠かせない

私の日常は、自宅を出て、しろばと緩和ケアホームとしろばとメディカルケアホームでそれぞれの患者さんの様子を診た後、看護師とカンファレンス、朝礼をして、週3日の午前中は外来、残りの2日は訪問診療に出かけます。

朝から訪問診療の日は、車で各ご家庭を回って訪問診療をして、午後4時くらいにクリニックに戻ります。そこから1時間くらいかけて皆さんの処方箋を出し、再び緩和ケアホームとメディカルケアホームに向かいます。

外来のある曜日は1時過ぎまで外来患者を診て、昼休みです。その日にケアホームに入居した患者さんがいれば昼休みの時間に会いに行きます。それから午後4時前まで4~5軒、訪問診療に回り、4時から6時まで外来。その後、必要に応じて再び緩和ケアホームとメディカルケアホームに行きます。

土日は完全に休みなので、大抵は緩和ケアやメディカルケアを歩きながら患者さんとおしゃべりしたり、在宅の患者さんのところに将棋を指しに行ったりしています。

このように、次の仕事がない土日のほうが、患者さんとゆっくり喋ることができます。

私は傾聴を非常に大切にしています。

患者さんに私を信頼してもらわなければ在宅診療は成り立たないため、特に初回の訪問診療のときが大切です。1時間から1時間半くらいお話を伺うので、通常の訪問診療ではない時間外に設定します。もちろん、私がすべて傾聴できるわけではありませんが、最初にしっかり患者さんの抱えている問題、困りごとを伺うことで、患者さんのニーズを知ることができます。

通常の訪問診療では、短ければ5分程度で終わりになりますし、逆に具合が悪そうだったり、本人が不安そうだったりすれば、時間を取って応じます。その辺りは、患者さんの様子次第です。

傾聴も同じで、早く終わりたそうか、話したいことがありそうかによって、患者さんへの応対を変えているのです。

ケース 11

緩和ケアホームに移ったことで親子関係が修復

ある肺がん末期の女性患者さんの話です。

彼女は、男の人を作って家出した過去を持つ、70代後半の母親でした。娘の実の父である昔の旦那さんは、ずっと前に他界し、一緒に家を出た男性も数年前に亡くなりましたが、その患者さんはその男性の家に住み続けていました。

「ものすごい思い入れのあるところなの。私はここで最期を迎える。旦那さんが住んだここでね」

その患者さんは、私に思い入れのある家で頑張ると話していました。

家出する前の家に残されたのは、娘さんと亡夫のお母さんでしたが、娘さんから「新しい男の家には行きたくない」という話があったきり、ずっと連絡を取っていないし、もう動けなくなってしまって呼ぶこともできないと私に話していました。

彼女はまた「自分の遺体は家族に引き取ってもらうこともないから、大学病院の解剖に献体します」と言い、葬儀の準備も一人で決めて「生き別れた娘には何の連絡も要りません」と言い切っていました。会いたいけれど会えない、確執があったのだと思います。

その後もしばらくは自宅で頑張っていましたが、次第にそれが難しくなって、当院の緩和ケアホームに移られました。彼女は娘さんに数年ぶりに電話し、ホームに移ったと伝えました。すると間もなく娘さんがいらっしゃいました。

「最期、お母さんとゆっくり話しました。いっぱい、いっぱいお話ししました。お母さんの気持ちも、自分の気持ちもいろいろ話しました」

家では会えなかったけれど、緩和ケアに場所が変わることによって、会いに行けるようになったのだそうです。

献体はやめ、最後は娘さんに葬儀を出してもらったそうです。

このように人生の終わりには、親子関係が最後の最後になって修復することがあります。緩和ケアホームに誘ったのは私ですが、お連れしてよかったな、と思いました。

第6章

在宅医療はハイテクを目指すべきか、ローテクであるべきか

医師の集いなどに出向くと、「在宅医療はハイテク（医療レベルを上げる）を目指すべきか、ローテクであるべきか」が議題に上ることがあります。

こうした話し合いでは、いつも開業医の多くが「ローテクであるべきだ」という立場に立っていますが、私はハイテク、つまり在宅でできる医療レベルを上げていったほうがいいと考えています。（ですから、本書で在宅医療の医師のレベルを向上させたほうがいいと言っているのは、あくまでも「私個人はそう考えている」ということだとお断りしておきます。）

多くの開業医がローテクを支持する理由は、開業医の多くが、訪問診療を外来の延長線上にあるものとして捉えているからだと私は思っています。

一般的な開業医は、大きな病気は自分のところで診断するのではなく、大きな病院に紹介状を書いて任せ、比較的安定した患者さんを治療するのが自分たちの役割だと考えているところがあります。そのため、薬を処方することが主な仕事のようになってしまっている一面があるのです。ですから、訪問診療を行っていたとしても、その患者さんの具合が

悪くなってきたらすぐに入院を勧めるのです。

その背景には、在宅医療という環境の整わない場所で無理な診療をしたら、何かしらの支障が出るかもしれない、医療ミスになるかもしれないという考えがあります。

その一方で、私が在宅医療のハイテク化を支持するのは、今後、最終的には在宅医療で、自宅で看取られるのが一般的になっていくならば、その手前の段階として、エコー・心電図・レントゲンの機材を持ち込むとか、胃ろう交換を自宅でする、腹水や胸水を抜くというこれまで在宅医療でされてこなかったレベルの医療を、在宅でできるようになることは避けて通れないと考えるからです。

在宅診療は、これから高齢者の比率が高まって行きます。それまで外来でかかっていた患者さんが通院困難になって、在宅医療をはじめたとたんに「在宅医療はローテクです」というようなことを言われたら、間違いなく不安に思うでしょう。ですから私は、少なくともその患者さんが希望するレベルの医療は叶えていくべきだと思うのです。

同様の理由で、私は今後、在宅医療も専門性を上げて、非専門医が一人で患者さんをすべて診るのではなく、在宅医療の主治医の他に、皮膚科、耳鼻科、眼科、精神科などの専門の先生がどんどん入って、外来と同じように診ていくべきだと思います。そして患者さん一人ひとりに対して、それぞれの専門医がチームを組んで診療にあたるのです。

ちなみに、世界最古のホスピス「セントクリストファーホスピス」がイギリスのロンドンにありますが、そこでは終末期の患者さんがホスピスに入院するのはわずか7～8％で、そのほとんどが1週間以内に退院しています。つまり、ほとんどの患者さんが、訪問診療を受けながら自宅で看取られているのです。

しかも驚くべきことに、患者さん一人ひとりにそれぞれ13～16人の医療・介護チームが組まれ、チームで患者さんとご家族を支えているのです。

日本の在宅医療はまだまだ発展途上ですが、世界の最先端では、私の考える在宅医療の形がすでに現実になっているのです。

在宅で看取れる医師を増やすための取り組み

現状の在宅医療は、「頑張っている先生」だけが看取れる状態ですが、私は在宅医療を行っている医師が誰でも「普通に」看取れる状態を作り出さなければならないと考えています。

在宅診療医は「看取り加算」という名目で、看取りに行くと保険点数が与えられ、訪問看護師にも保険点数が与えられます。つまり、厚生労働省は「行ってくれたらすごくお金になるよ」という保険点数を与えているのです。

その効果はないより良いですが、にも関わらず看取りを行う開業医がなかなか増えません。看取りをすると「常に亡くなりそうな患者さんがいるから、どこにも行かれない」ということになってしまうからです。

厚生労働省は「連携加算」という保険点数を付与することで、クリニックどうしで持ち回りの仕組みを作って看取るように在宅医を仕向けていますが、実際にはいざ私が連携を取ろうとしても、皆さんプライベートの予定もあって、なかなか取れません。

こうした問題は、当院だけでなく、日本全国で在宅医療で看取りを行っているクリニックが抱えているものです。

その一方で、打開策を打ち出している地域もあります。いくつかの地域の医師会は、所属の医師に「看取り当番医」を割り振っています。看取りを当番制にすることによって、当番以外の医師は管内を安心して離れることができるのです。

これらの仕組みはうまく行っていると聞いていますが、全国の医師会で広がるかというと、それぞれの考えで運営しているのでそうもいきません。

それならばと、当院でできる方法として、複数の当直医を雇い入れ、当院近くのマンションの一室で待機して頂き緊急対応をお願いしてみては……というようなことを考えてみました。構想を練りつつも、ここまでビジネス的にすると、それで働いてくれる先生がいるかが問題になるだろうな、などと考えていたら、なんと、ある大阪の会社が、これに似た仕組みを実際にやり始めました。

在宅診療をしている患者さん一人につき1日500円ずつクリニックが支払うと、呼び出しに応じて、会社が雇っていたアルバイトの医師が24時間、365日駆けつけるというものです。

もちろん、看取られる患者さんは、主治医の先生に看取って欲しいと思っているはずで、できる限り主治医の先生が看取るべきだと思うのですが、その一方で、患者さんだって、休日まで必ず来てくれと思ってはいないのではないかとも思うのです。

なぜなら、在宅医療は自宅で過ごすことに意味があるのだし、看取りの際の主人公は患者さんご本人だからです。だから、たまたま日曜日の夜に命を引き取ることになって、その時だけ見知らぬ先生が来たとしても、多くの患者さんの理解は十分に得られるのではないかと思うのです。

なぜ月2回「介護職のための医療知識勉強会」を開くのか

あるとき、私はヘルパーさん向けのカンファレンスで、亡くなられた患者さんへの思いを聞きました。

すると、「まもなく亡くなるような状態だったなら、屋上にも連れて行ってあげたかったし、階下でレクリエーションをしている時も、居室から降ろしてあげればよかった」と言うのです。

私はこれを聞いて、「それは違う」と思いました。

なぜなら、それはヘルパーさん自身がやってあげたいことであって、患者さんが望んでいることではないからです。

患者さんに「寄り添う」というのは、「患者さんが何をしたいか」に寄り添うことです。寒い日に「天気がいいよ」と行って無理やり表に連れ出したり、本人が嫌がっているのに「もっとレクリエーションに参加させたかった」というのは、寄り添い方が違うのです。

ヘルパーさんのこうした感覚は、ある程度、無理もないことです。なぜなら、在宅医療を行っている医師や看護師には病院で勤めた経験があって、そこで結構な数の看取りや、多量の吐血の場面など、医療の経験を積んで、酸いも甘いも分かった上で今の在宅医療に当たっていますが、ヘルパーさんは、ほとんどそうした経験をしていないからです。

在宅医療は、これからますます医療依存度の高い人を診ていくことになります。ですから、ヘルパーさんにも医療者の考え方を知ってもらうための活動をしていかなければならないと思うのです。

本当は病院勤務を経験したヘルパーさんが在宅に来るのが理想ですが、今すぐそれは難しいでしょう。そうしたなか、自分ができることとして考えたのが、勉強会の開催です。

「介護職のための医療知識勉強会」を、40回シリーズで月に2回、開催しています。

この勉強会のモットーは、なるべく簡単に説明することです。先ほどの例であれば、「患者さんに寄り添う」といったときの「寄り添う」とはどういうことかを説明して、たとえば「自分が何かしてあげたい、ではなくて、患者さんを主人公にして、どう支えるのかという物語を作っていかなければならないんだよ」というように、スライドを用いながら、なるべく簡潔明瞭に説明しているのです。

本来、介護職の人の仕事の範囲は、介助をしたり、付き添ったりという部分であって、医療と関係ないと言われれば関係ないし、医療を勉強しなさい、医療分野を見なさいといっても「私たちには関係ない」と言われればそれまでなのですが、しろばとクリニックが行っている「介護職のための医療知識勉強会」には、毎回多くの参加があります。延べ150名以上の参加者が、介護を通じてその人の抱えている病や受けている治療について「知りたい」「学びたい」と思ってくださっているのです。本当に、ありがたいことです。

勉強会での学びが、介護職の皆さんにとって医療を知ることの助けになっていくことを期待しているのです。

地域包括ケアシステムの連携のあり方を考えるのは、そこにいる現場の人たち以外にいません。ですから、自分がしないといけないという結論に至りました。

勉強会の開催などは小さな努力の積み重ねですが、こうした努力の積み重ねによって八尾市の在宅医療が他の自治体のモデルケースになるのが、今の私の夢なのです。

「医療介護士」講座を開き、独自の認定資格制度を作りたい

介護の必要な人が、自宅で暮らすのに欠かすことのできないのが、介護サービスを提供しているケアマネージャー、介護士さんたちですが、この職業には大きな問題点があります。

それは収入面です。たとえば、初任者研修のヘルパーさんが実務者研修を目指し、そして介護福祉士を目指し、最終的にはステップアップのために、介護支援専門員（ケアマネージャー）を目指します。

しかし介護支援専門員は、休日の出勤や夜勤がないことが通常で、給与が逆に安くなり

ます。ステップアップして頑張ってきたにもかかわらずです。

何年働いても給与が増えないとなると、志高く働いている人であっても結婚や家庭を持つことを考えたとき、収入の問題で転職していく人が後を絶ちません。

このように、介護士という職業には収入の問題から、現場職員が育っていかないという問題があるのです。


在宅医療のあるべき姿を考えたとき、介護事業所で働く方々との連携と協力は欠かせないものだと思っています。そのため、介護職の方々にも医療知識をもう少し持っていただきたいと強く思っています。

しかし、すべての介護職の方にそれを求めるのは難しいです。そこで介護職の中でも、たとえば介護士さんに医療知識の研修をして頂いて、その研修を受けた方に「医療介護士」などの名前で独自の資格を与え、それを自信に繋げながら仕事をして頂けたらと考えています。これは私の夢ですが、その認定制度を日本全国に大きく広めていきたいと思っています。

家族の協力が得られなくても自宅療養はできる

77歳、胆のうがんの女性です。

胆のうがんと診断され、手術や化学療法をしてきましたが、「今の治療ではそれほど効果が期待できない」との説明を受け、自宅に帰ることを希望されました。

自宅でご主人、息子さんとの3人暮らしでしたが、ご主人と息子さんの介護力がほとんどなく、自分たちの食事洗濯もままならない状態でした。

初回訪問した際も女性患者さん自身がお一人で応対されるなど、介護保険による訪問介護士の介入が唯一の頼りで、おむつ替えすらご家族の協力を得ることは難しい状態でした。けれども彼女は私に「自宅でできるだけ頑張りたい」という意思を伝えてくれました。

彼女のがんの進行は早く、訪問診療を開始してから1か月もたたないうちに意識状態が悪くなりました。

そして朝、起床し異変に気づかれたご主人から、「息をしてないようだ」と連絡を受け、私が訪問して死亡確認をしました。

自宅療養の希望には、ご本人の意思が大切です。ご家族の介護力がないと難しいと思われがちですが、独居の方の療養生活からの看取りは珍しくありません。

家族がいる場合、本人が「家族に迷惑をかけたくない」と考えて自宅療養を諦めるケースや、家族の介護力への強い不安から自宅療養を諦めるケースがありますが、訪問診療、訪問看護、訪問介護などをうまく利用することで、自宅療養は可能になるのです。

第7章

理想の在宅医療環境を目指して

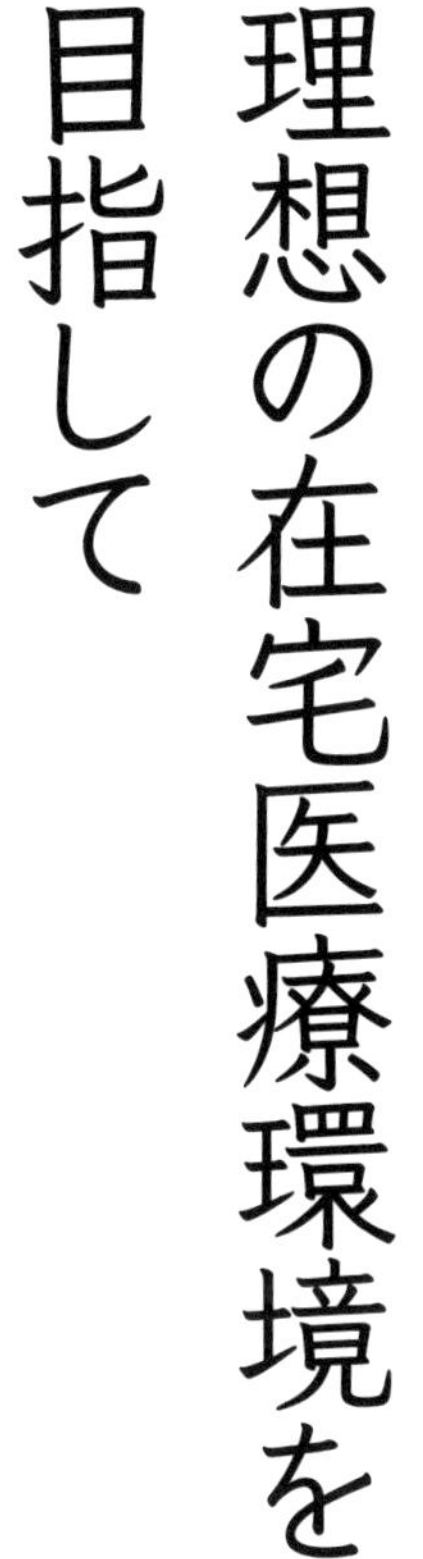

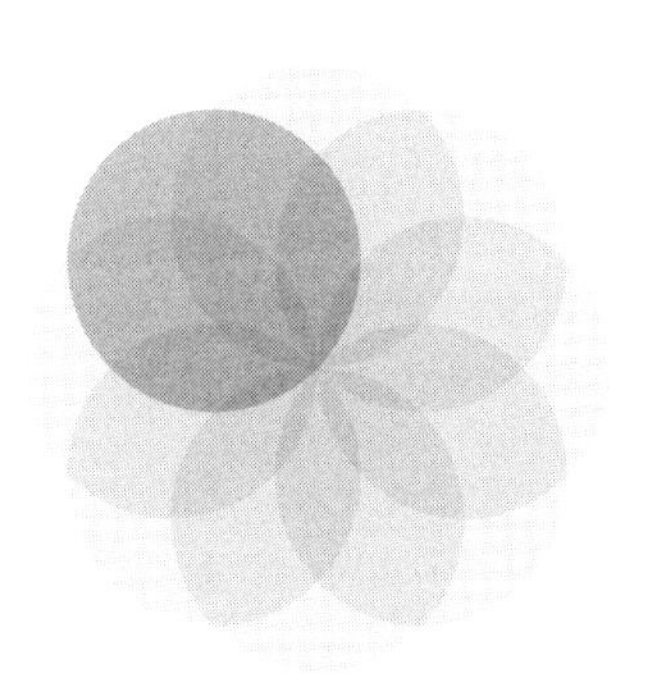

もっと在宅医療のことを知ってもらいたい

残念なことに、在宅医療に対する認知度が低いのは、患者・家族だけではありません。

中河内緩和ケアカンファレンスという会があり、私はその世話役を務めているのですが、この会には東大阪市の2病院、八尾市の2病院、柏原市の6病院、がん拠点病院と在宅医が属しています。現在は4か月に1度、勉強会を開いているのですが、先日私がそこで在宅医療を支援している調剤薬局の取り組みについて発表したところ、病院の先生があまりにも調剤薬局について知らないことに驚きました。薬を一包化してくれることも知らなければ、調剤薬局が自宅を訪問してくれることも知らないのです。

また、ある医療センターの緩和ケアの勉強会に行ったときには、私がしろばとクリニックと名乗ったとたん、次々と質問を投げかけてきました。「こんな寝たきりの人、ご自宅に返せるんですか？」と聞かれて「ええ、返せます」と言ったら「嘘でしょ」というような感じです。

「それなら、退院調整に何日かかるんですか？　帰りたいと言ってから1週間くらいで亡くなる方がいるんですけれど、やっぱりベッド入れるのに1週間はかかりますよね？」

「いや、2時間で入りますよ」

このように医療関係者でさえ、在宅医療のことをまるで知らないのです。

ほとんどの先生は在宅医療でできるのは処方だけだと思っているので、私はそうした医療者が集う場に出向くと「在宅医療ってこんなにいろんなことができるんだよ」ということをアピールするようにしています。

ケース13

自らの病を受け入れられなかった患者さんの変化

ある、52歳の胃がんの男性です。

在宅訪問になる約1年前、腹部に違和感を感じ、食欲も低下したということで、近くのクリニックを受診し、そこで進行した胃がんがみつかりました。当時、彼は自宅を建てたばかりで、お子さんもまだ成人されていない中でのがん宣告でした。

すぐに大きな病院にかかりましたが、手術は困難だと言われ、抗がん剤の治療が開始されました。しかし、副作用で体力が低下し、治療の続行が困難になりました。

そうして自宅療養がはじまり、当院が在宅訪問として関わることになりました。

はじめて訪問診療で訪れたとき、患者さんはまだまだ病気に対する受け入れができていない状態でした。そこから、訪問看護師に不満をぶつける日が続きました。

私は、訪問日以外にも折をみて何度も訪問しました。また、次の訪問予定がないほうがゆっくり話ができるので、休みの日に足を運ぶようにしていました。

自宅療養が開始された後、彼はセカンドオピニオンにも意見を聞きに行きましたが、それを聞いて、さらにショックを受けたようです。

訪問開始から10日も経たないうちに食事が摂りにくくなり、吐き気も強くなってきました。

痛みを和らげるため、医療用麻薬を開始しました。不安を強く感じていたため、不安の内容を細かく聞きとりました。不安に感じていることに対し、一つひとつ説明することで、徐々に安心してもらえるようになりました。

次第に、食事が摂れなくなりました。「食事ができないと死が近づく」という不安を強くお感じになっていたこともあり、点滴を開始しました。

その後、訪問開始から3週間も経たないうちに、トイレに這っていくことがやっとの状態になりました。

痛みは医療用麻薬でコントロールできていましたが、吐き気や倦怠感が強く、眠れない状態が続き、最後には本人の希望もあり、鎮静剤を使用することになりました。

その後、ご家族全員が見守る中、永眠されました。

安心して在宅医療を選んでもらうために

私は、患者・家族に安心して在宅医療を選択してもらうためには、なによりも医師が、しっかりとした説明をすることが大切だと思っています。

これからの在宅医療は、ますます老衰医療が増えてくると思いますが、たとえば90歳のおばあちゃんが「半年前に比べて5キロくらい痩せてきました」「ご飯もあまり食べられないようになってきました」「寝ている時間が多くなってきました」という場合、老衰時期に入ってきていると言えます。

大切なのは、訪問診療でそのような方を診て、採血結果で栄養状態が悪い、貧血が進行しているというときに、本人・家族にどう説明するのかです。

口から食べられない患者さんに栄養を摂ってもらうには、その患者さんに高カロリー点滴をするのか、胃ろうを作って栄養補給するかしかありませんが、そんなときに主治医は、「もう十分生きてきました。自分の食べた栄養を血や肉に変えることができなくなってきて、だんだんと細くなってきています。内臓が弱ってきて、１００％食べても10パーセントしか栄養にならなくなってきている。そんななかで胃ろうをしたところで……」と、想定される状態をきちっと家族に話して伝えることが必要なのです。

老衰という状態についてきちっと伝えた上で「どうされますか、最期は自宅で看られますか？」と選んでもらわなければならないのです。がんのように余命宣告で予後がわかる人と違い、老衰は主治医がしっかり説明できないと、不安を感じたご家族は病院に連れて行くでしょう。そうして病院でポート（薬剤を投与するために皮膚の下に埋め込む医療機器）を作って、点滴を受けます。

その状態で退院しようにも、老人ホームや施設は医療ケアの必要な人は受け入れられないということで、入所を断られることになるのです。実際、そうしてポートや胃ろうの状態で路頭に迷われている人は数多くいます。

在宅医療をする医師には、そうした可能性まで含めて、患者さんにしっかりと説明し、納得してもらった上で安心して在宅医療を選択してもらうことが必要なのです。

ちなみに私は、在宅医療をはじめて10年間、大きなトラブルなくここまでやってこられました。それはしっかり患者さんとお話をしてきたからだと思っています。

在宅看護のシステムを構築するための取り組み

在宅医療をシステムとして考えたときに、考え直さなければならないことがあります。それは、医師、看護師、ヘルパーのそれぞれの役割分担についてです。

病院では医師が中心となって看護師が医師の補助的な役割を担うことで患者さんを診ています。

現在の在宅医療は、こうした病院の仕組みを在宅医療の場にそのまま当てはめようとしていますが、それではうまくいかないと私は感じています。病院で患者さんを診るように1から10まで医師がやっていたら、在宅医療は回らないからです。

在宅医療の患者さんにとって大切なことは、自宅での安心した療養生活が保証されることです。それを守るためにも、これまで医師の役割としてやってきた部分を看護師に補助してもらい、病院で看護師がやってきた医療行為でない部分をホームヘルパーさんに任せていかなければ、患者さんのニーズに応えられないのです。

たとえば、しろばとクリニックのある八尾市の地域では、1年間に約500人近い方が自宅で看取られています。その患者さんたちを、しろばとクリニックを含むいくつかの在宅療養支援診療所の医師で診ているのです。

在宅医療は、病院の中を移動するように、患者さんを次々と診ることは物理的に不可能です。

ですから、病院では医師がしている説明に関しても、たとえば血液検査やCT検査の説明などの看護師が説明可能なことがらや、常に医療従事者間で情報共有し話し合われている内容など、可能な部分は、できるだけ看護師に話をしてもらうような仕組みに変えていくべきなのです。

そのためにも私は、それまで看護師さんが担ってきた範囲の医療を在宅の領域で支えることのできる「医療介護士」という資格を用意して、介護士の中に、より多くの医療分野をサポートできる介護士を育てて行くべきだと考えています。

「医療介護士」とは、介護士が患者さんに対して情報を共有し、患者さんへの寄り添いや医療的な気づきなど、医師や看護師の助けになるような事もできる介護士のことです。

在宅医療に、ヘルパーさんの中で医療知識を持った、いわゆる「医療介護士」といわれる人たちを加え、訪問診療医がチームで在宅医療を支えることができれば、より多くの患者さんのニーズにも答えられるし、医師の負担も分散され、訪問医の成り手も増えると思うのです。

私はこのように、在宅医療に関わる人の役割を再編成することによって、新たな在宅医療のシステムを構築することが、これから日本が迎える多死社会の解決策にも繋がると考えています。

ケース14

自身のがん治療よりも守りたいもの

71歳の悪性リンパ腫の女性です。
高齢の母親を介護しながら、二人で暮らしていました。

彼女は私の外来に突然やってきて、「悪性リンパ腫だと診断されても、親の介護をしながら治療はできないし、治療はすべて断ってきた」と言いました。

「がんになっても治療せずに受け入れていこうと以前から決めていた」とのこと。

しかし、どこかの医者にかからなければ死亡診断書を書いてもらえないので、在宅訪問診療をしている当院にしようと決めた上で訪れたのだと言います。

それから1か月に1回の外来通院が始まりました。

定期的に通院されていましたが、1年4か月後の最後の通院の時には、両下肢の浮腫が強く、腹水も貯留し、通院が困難な状態になっていたため、すぐに在宅診療に切り替え、そこから週1回の訪問診療と、週に数回の訪問看護が始まりました。

ご自宅の居間に椅子があり、彼女はいつもそこで好きな外国映画を観ていました。

「ずっと観ていたい、これだけで幸せだ」と話していました。

そして、これまでできるだけ自分で母親の介護をしてきたけれども、病気が進むにつれて困難になってきたので「老人ホームに預けた」と伺いました。「十分にお別れも済んでいるので、あとは苦しむことなく、楽にお願いします」と私に話していました。

在宅診療を開始して3週間後、呼吸も苦しいと自宅での独居を断念し、当院の施設である「しろばと緩和ケアホーム」に入居されました。そして入居から4日後、永眠されました。

自身の治療よりも、母親の介護を優先することが彼女の生きがいだったのだと思います。

在宅診療の現場では、このように娘さんが熱心に親の介護をしているケースが数多く見受けられます。

新型コロナウイルスと終末期医療

本書執筆現在（2020年5月）、新型コロナウイルスの感染が世界的規模で拡大し、恐怖に苛まれています。

日本の医療機関、介護施設・サービスもその影響を受け、病棟の隔離や面会謝絶などの対応を迫られています。

当医療法人のケアホームや緩和ケアホームでも、手洗い、消毒、マスク着用、検温の徹底をスタッフや出入り業者をはじめ、訪問者に徹底してもらっています。

現在、新型コロナの治療に当たっているのは、主に感染症指定医療機関に指定されている総合病院ですが、そのベッド数が逼迫している都市部では軽症者をホテルなど別の場所で診る体制になっています。それでもなお、感染者の拡大によっては、医療崩壊は起こり得るという見方が大勢を占めています。

指定医療機関では、新型コロナに感染している患者の治療に全力を尽くされています。

私の元にも、病院の駐車場に停めた車で寝泊まりをしながら治療に当たっているなどの、医師の過酷な実態が耳に入ってきます。

新型コロナが蔓延する中での在宅診療・緩和ケアホームのあり方

そうしたなかでも、私は今のところ在宅診療を通常通り続けています。

また、新型コロナ対策として電話などオンラインによる初診からの診療も認められましたので、状況に応じて電話診療も増えていくでしょう。


新型コロナウイルスは脅威です。

それでもなお「余命1週間」というような状態の患者さんを常に抱えている終末期医療の現場では、目の前の患者さんの疼痛コントロールをしたり、ご臨終の際に駆けつけたりということを続けるほかはありません。

このように、終末期医療の現場と感染症指定病院とでは、医療のあり方が全く異なります。

当院の緩和ケアホームもまた同じです。

メディカルケアホームには比較的元気な方も入所していますので、そのような方のご家族には極力建物に入らないようお願いしていますが、緩和ケアホームではそうはいきません。

もちろん手洗い、消毒、マスク、検温を入館する全ての人に徹底してもらうなど、取れる対策はすべて取っていますが、そうした対策を取った上で、いよいよという時にはご家族に最期の時に立ち会ってもらっています。

実際、当施設に隣接する自治体の総合病院にある緩和ケア病棟は、新型コロナの問題が収束するまで、しばらく緩和ケア病棟自体を閉鎖するという対応を取っています。

なぜなら、一般病棟を含む全館が面会謝絶の状態であるため、緩和ケア病棟で看取られる患者さんの最期に、ご家族が立ち会えなくなってしまうからです。

しろばと緩和ケアホームは、緩和ケアに特化した施設であるため、現在まで施設運営を継続する選択を取っていますが、新型コロナウイルスの一刻も早い終息を願うばかりです。

ケース 15

ヘルパーさんの助けは借りず、最期まで妻を介抱したご主人

67歳、すい臓がんの女性です。

切除不能のすい臓がんと診断され、3年2か月の間、様々な治療をされてきました。副作用が強く、これ以上の強い化学療法は困難だと主治医に告げられ、ご主人と話し合って、自宅療養を決めました。

在宅訪問診療を開始した時、がんの痛みが強かったのですが、それでも自宅内での移動はなんとか可能な状態で、とりあえず介護ベッドを居間に置き、ヘルパーさんの助けは借りずにご主人が介護をされました。

私は訪問看護と連携しながら定期的に訪問し、患者さんとご主人の意思を確認しながらフォローしました。

しばらくしてベッドから移動することができなくなり、おむつ替えもご主人がする

ようになりました。

ヘルパーさんをお願いする選択肢についてお伝えしましたが、ご主人はご自身ででできると頑張っていました。

「無理になったらその時考える。それまで頑張る」と話していました。

その後、ご本人は食事ができなくなり、水分摂取も難しくなってきました。点滴するのかしないのかということは以前から何度も話し合ってきましたが、「どうしてもお願いします」と言われて開始しました。

少しずつ意識状態が悪くなり、ある日の夕方、電話が鳴りました。「呼吸してないようだ」との知らせを受けて往診し、死亡確認をしました。

このご夫婦は、不安を感じながらも訪問診療を開始しましたが、自宅療養は不安で無理だと考えた場合、療養型病院で療養生活を送ることになるケースが多くなります。緩和ケア病棟を検討する方もいますが、病床数が少なくなかなか入院できません。

第7章

「思い切って帰ってきて、最後まで自宅で療養できて、最期を看ることができて良かった」とご主人はお話しされていました。

おわりに

最後までお読みいただき、ありがとうございます。

本文でも述べましたが、２０２５年、日本は世界が未だかつて体験したことのない老人大国の時代を迎えます。

これまでの日本では約8割の人が病院で亡くなっていましたが、まもなく病院だけでは看取り切れなくなるのは明らかで、病院はもちろん、介護施設など、それぞれが対応を迫られ、それはもはや待ったなしの状況にあります。

そんな中で注目されているのが、本書で語ってきた「在宅医療」、そして「在宅看取り」なのです。

しかし、述べてきたように在宅医療はまだまだ発展途上にあります。

いまだその存在が患者・家族はさることながら、医療関係者にさえも認知されていないこと、24時間、365日駆けつけることが義務付けられるために、訪問診療医のなり手が不足していること、訪問診療を行っている診療所でも医療内容が様々で、看取り体制がしっかり取れていないなどの理由で在宅看取りの件数が増えていないことなど、まだまだ問題は山積みです。

けれども、そんな中で私が本書を発刊したいと思ったのは、間違いなく在宅での看取りはこれからの多死社会の切り札になるし、死に場所を考えた時の、未来の主軸になっていくと確信しているからです。

訪問診療をはじめて10年、しっかり看取り体制がとれるようになって6年が経ちますが、その中で私は非常に多くの方の死と向き合ってきました。

現在、私は平均して3日に1度、年間120人を看取っています。

人の数だけ死に方があるのです。自分らしく生き、そして自分らしく死んで行く一つの選択肢として、在宅医療のことを一人でも多くの方に知っていただくきっかけに本書が少しでも役立てたなら、著者として至福の喜びです。

本書の作成にあたりましてはインプリメント株式会社の木村博史さん、合同フォレストの山中洋二さん、編集協力の上村雅代さんにお世話になりました。この場を借りて、お礼申し上げます。

２０２０年5月

栗岡宏彰

●著者プロフィール

栗岡 宏彰（くりおか・ひろあき）

医療法人光誠会理事長
しろばとクリニック院長

1969年、奈良県生まれ。

1988年、金沢医科大学入学。

同大学卒業後、医療法人徳洲会宇治徳洲会病院、医療法人和幸会阪奈中央病院に勤務する。

2010年、大阪府八尾市で在宅診療、外来診療を行う診療所、老人ホーム2施設、訪問看護ステーション、ケアプランセンター、健診センター、在宅医療介護情報センターを運営する医療法人光誠会の理事長として、地域医療を支えている。

年間120名の看取り患者を担当し、24時間、365日、電話1本で患者さんの元に駆けつけ自宅で診療を行っている。

同時に、医療だけでは自宅療養環境は作れず、介護との連携が必要となるため、地域の介護士に向けて医療知識勉強会を行い、理想の在宅医療の確立と広がりを目指して活動している。

「救えない命、心だけは救う」を理念としている。

企画協力　インプリメント株式会社　木村　博史
編集協力　上村　雅代
組　　版　GALLAP
装　　幀　株式会社クリエイティブ・コンセプト

自宅で最期を迎えたい——在宅医療の現場から

2020年7月30日　第1刷発行

著　者　栗岡　宏彰
発行者　山中　洋二
発　行　合同フォレスト株式会社
郵便番号 101-0051
東京都千代田区神田神保町 1-44
電話 03（3291）5200　FAX 03（3294）3509
振替 00170-4-324578
ホームページ　https://www.godo-forest.co.jp
発　売　合同出版株式会社
郵便番号 101-0051
東京都千代田区神田神保町 1-44
電話 03（3294）3506　FAX 03（3294）3509
印刷・製本　株式会社シナノ

ISBN 978-4-7726-6157-7　NDC 916　188×130